Theodor Much

Der große Bluff

Dr. Theodor Much

Der große Bluff

Irrwege und Lügen der Alternativmedizin

unter Mitarbeit von Dr. Krista Federspiel,
Univ.-Prof. DDr. Ulrich Berger und
Dr. Edmund Berndt

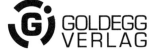

Bildrechte Autorenfoto: Privatfoto
Bildrechte Umschlag: © Maksim Shebeko – Fotolia.com, © Taffi – Fotolia.com, © by-studio – Fotolia.com

Alle Rechte, insbesondere das Recht der Vervielfältigung und Verbreitung sowie der Übersetzung, vorbehalten. Kein Teil des Werks darf in irgendeiner Form (durch Fotokopie, Mikrofilm oder ein anderes Verfahren) ohne schriftliche Genehmigung des Verlags reproduziert werden oder unter Verwendung elektronischer Systeme gespeichert, verarbeitet, vervielfältigt oder verbreitet werden.

Die Autoren und der Verlag haben dieses Werk mit höchster Sorgfalt erstellt. Dennoch ist eine Haftung des Verlags oder der Autoren ausgeschlossen. Die im Buch wiedergegebenen Aussagen spiegeln die Meinung der Autoren wider und müssen nicht zwingend mit den Ansichten des Verlags übereinstimmen.

Der Verlag und seine Autoren sind für Reaktionen, Hinweise oder Meinungen dankbar. Bitte wenden Sie sich diesbezüglich an verlag@goldegg-verlag.com.

ISBN Print: 978-3-902903-10-5
ISBN E-Book: 978-3-902903-11-2

© 2013 Goldegg Verlag GmbH
Friedrichstrasse 191 • D-10117 Berlin
Telefon: +49 800 505 43 76-0

Goldegg Verlag GmbH, Österreich
Mommsengasse 4/2 • A-1040 Wien
Telefon: +43 1 505 43 76-0

E-Mail: office@goldegg-verlag.com
www.goldegg-verlag.com

Layout, Satz und Herstellung: Goldegg Verlag GmbH, Wien
Druck und Bindung: Theiss GmbH

*Gewidmet meinem jüngsten Enkelsohn
David-Eero-Jonatan im fernen Lappland*

Inhaltsverzeichnis

Vorwort 11
Skurrile Angebote im weiten Feld der Scheinmedizin 17

TEIL 1
Was Sie über Alternativmedizin wissen sollten

Basis und Hintergründe der Alternativmedizin 25
Medizin im Mittelalter 25
Miraculix lässt grüßen. Oder: Was ist Esoterik und
esoterische Medizin überhaupt? 29
Analogiedenken: „Wie oben, so unten" 36
Ohne Astrologie keine esoterische Medizin 38
Was bedeutet „ganzheitlich"? 45
Totalitäre esoterische Pseudomedizin 47
Augen auf! Oder: Wie man Pseudomediziner erkennt 49
Lüge und Selbsttäuschung 52
Werbung mit allen Mitteln 57
Energetisches Wasser oder: Hat Wasser ein Gedächtnis? .. 60
Quantenmagie 63
Wer heilt, hat recht? 65

Die Welt der Esoterik: ein Überblick 69

Placebo- und Noceboeffekte 76

Böser Feind „Schulmedizin"? 80

Nicht zu trennen: Medizin und Wissenschaft 82

„Natur pur" – ist das immer gesund? 85

Heilpraktiker, Energetiker & Co. 88

Aus der Praxis 90
Wie ein Würfelspiel – alternative Diagnostik
(Gastbeitrag Dr. Krista Federspiel) 90
   Ein Horrortrip 90
   Weltweiter Unsinn 92
   Was die Wissenschaft dazu sagt 94
   Einer für alle 94
   Schau mir in die Augen, Kleines! 96
   Spiritistische Sehnsucht 96
   Welche Lebenskraft! 98
   Gefährliches Konglomerat 98
   Diagnose eingespart 99
   Ferndiagnose 100
   Salontrick 101
   Intuitiv daneben 102
   Ganz – oder gar nicht 103
Alternativmedizin und Pseudowissenschaft auf
„Akademisch"
(Gastbeitrag Univ.-Prof. Dr. Ulrich Berger) 104
   Die „Meister der Wissenschaft" 111
   Eine Fallstudie in Pseudowissenschaft: Homöopathie
   an der Medizinischen Universität Wien 114

TEIL II
Populäre alternativmedizinische Diagnose- und Therapieverfahren

Esoterische Medizin 125
Hokuspokus um Astromedizin und Mondglaube............ 125
Homöopathie – des Kaisers neue Kleider.................... 130
Nosoden – Immunisieren auf Esoterisch 155
Die swingenden Blüten des Dr. Bach..................... 157
Anthroposophische Medizin: das Erbe der Rosenkreuzer 162
Heilfasten und Entschlackungsfantasien.................... 169
Reiki – göttlicher Energiefluss oder fauler Zauber? 174
Das magische Pendel und Geheimnisse der Wünschelrute 177
Edelstein-„Therapie" – mehr als nur ein Glitzern? 182
Geistheilung – die Geister, die ich rief 185

Verfahren, die auf falschen medizinischen Vorstellungen beruhen 188
Bioenergetik & Bioresonanz – It's swinging time............ 188
Kinesiologie – muskuläre Fantasien 193
Akupunktur und Traditionelle Chinesische Medizin – Gesundheit zwischen Yin und Yang.................... 198
Ayurveda: „Wissen um ein langes Leben" 205
Biochemie nach Dr. Schüßler – Allheilmittel Mineral?...... 210
Orthomolekulare Medizin – Wie gesund sind Vitamine? . 212
Sauerstoff-Ozon-Therapie: Nur ein Luftgeschäft? 219
Frischzellentherapie – auf zur ewigen Jugend 223
Osteopathie – ein Impuls, schneller als Licht 226

Skurrile Angstmacherei.................... 230
Impfgegner – Machen Impfungen krank? 230
Die Hefefalle – Wie schädlich sind Hefepilze? 235

Irisdiagnostik: Schau mir in die Augen 239
Teufelszeug Amalgam? 242

TEIL III
Nachwort und Anhang

Etikettenschwindel integrative Medizin?
(Gastbeitrag Dr. Edmund Berndt) 249
Gedanken eines kritischen Apothekers 249
   Patientenschutz im Gegensatz zu Biologie und
   Naturwissenschaft? 253
   Ersetzt „altes Wissen" neue Erkenntnisse? 255
   Medizinethik – seit der Antike unverändert? 257

Danksagung 260
Anmerkungen 261
Literatur- und Quellenverzeichnis 265

Vorwort

Vor langer, langer Zeit litt die Stadt Hameln an der Weser unter einer schlimmen Rattenplage. Die Ratten ließen sich durch nichts vertreiben, nagten alles an und verbreiteten Gestank und Krankheiten. Als eines Tages ein Mann in wundersamer bunter Kleidung die Stadt besuchte und versprach, gegen Bezahlung die Stadt von den Ratten zu befreien, waren alle Bürger froh, und der Bürgermeister erteilte dem Mann den Auftrag zur Rattenvertreibung. Der Fremde zog daraufhin eine kleine Flöte aus seiner Tasche und begann auf ihr zu spielen. Es war eine süße, wundersame und betörende Melodie, die er anstimmte. Die Ratten krochen aus ihren Löchern und folgten dem Rattenfänger, der die vierbeinigen Übeltäter zum Fluss führte, wo sie alle ertranken. So wurde Hameln von der Rattenplage befreit. Doch der Rattenfänger wurde vom Bürgermeister, der ihm den versprochenen Lohn verweigerte, betrogen. Der Mann verließ die Stadt und kehrte bald, dieses Mal im Gewand eines Jägers, nach Hameln zurück, um die Geizhälse zu bestrafen. Wieder spielte er eine wunderbare Melodie auf seiner Flöte, die so betörend war, dass ihm alle Kinder der Stadt fasziniert und bedenkenlos folgten. Sie alle verschwanden spurlos und kehrten nie mehr zurück.

Das bekannte und kluge Märchen vom „Rattenfänger von Hameln" erinnert stark an das Verhalten von medizinischen Scharlatanen und ihren Klienten – man könnte auch von ihren Opfern sprechen. Viele Menschen, auch aus meinem eigenen Bekanntenkreis, vertrauen den betörenden Versprechungen diverser medizinischer „Gurus", die ihnen eine heile, neue und gesunde Welt suggerieren. In dieser schönen neuen Welt können Schmerz und Krankheiten durch einfache, meist weit übertäuerte Maßnahmen – wie das Schlucken von inhaltslosen Zuckerkügelchen oder durch „Harmonisierung" von bösen Schwingungen – zum Verschwinden gebracht werden. Viele Kranke und deren Verwandte befolgen gehorsam die Anweisungen von esoterischen Heilerinnen und Heilern und glauben fest daran, dass sie folgenlos auf die „böse Chemie", die ihnen von „geldgierigen Göttern in Weiß" und der Pharmaindustrie verordnet und verkauft wird, mit gutem Gewissen verzichten können.

An dieser Stelle muss ich allerdings zu meiner eigenen Schande bekennen, dass auch ich vor rund zwanzig Jahren eine Zeit lang – und gegen den Rat meiner skeptischen Frau – an die wundersame Wirkung der Homöopathie geglaubt habe und sogar oftmals und mit großem Respekt dem inzwischen verstorbenen Papst der Homöopathie – Mathias Dorcsi – ehrfurchtsvoll gelauscht habe. Damals behandelte ich als Hautarzt gelegentlich sogar eigene Patientinnen und Patienten, die an Neurodermitis, Akne, Psoriasis oder banalen Warzen litten – stets auf deren ausdrücklichen Wunsch – mit homöopathischen Mitteln. Allerdings – und zu meinem großen Leidwesen – völlig erfolglos. Um ganz sicherzugehen habe ich manche dieser Patienten an bekannte Homöopathen überwiesen, doch selbst hier waren die Behandlungsergebnisse mehr als enttäuschend. Ich erinnere mich auch daran, dass sogar ich selbst gelegentlich mehrere bekannte Homöopathen aufgesucht habe, die mich sehr gewissenhaft ausfragten und mir alle möglichen Kügelchen verordneten. Einmal besuchte ich, auf Empfehlung eines meiner Turnusärzte, auch einen praktischen Arzt in Wien, der für seine Bioresonanzkünste weithin bekannt war. Bei ihm erlebte ich die wundervolle diagnostische und therapeutische Kombination von Pendeln, Irisdiagnostik, Edelsteinanwendung und Bioresonanz. Dass der Erfolg all dieser eindrucksvollen (pseudomedizinischen)

Anwendungen gleich null war, muss ich heute schamvoll zugeben. Vielleicht fehlte mir schon damals der absolute Glaube an diese Art der Medizin.

Erst zu einem späteren Zeitpunkt setzte ich mich kritischer mit Homöopathie und Co. auseinander. Ich las diverse Schriften bekannter Homöopathen (wie unter anderem M. Dorcsi, G. Köhler und C. Fischmeister – Letzterer erklärte übrigens in der Zeitschrift „Facharzt" die Haut zum „unwichtigsten Organ des Menschen", wobei ihm kein einziger Homöopath widersprach) und beschäftigte mich auch mit den Büchern ihrer Gegner. (Dazu zählen Veröffentlichungen von M. Lambeck, K. Federspiel, I. Oepen und E. Ernst.) Nach und nach wurden mir die Zusammenhänge zwischen den diversen esoterischen Therapieverfahren (allen voran der Homöopathie) und der Astrologie bewusst, und mir wurde die Macht des menschlichen Wunschdenkens klar und wie leicht man, selbst als aufgeklärter Mensch, medizinischen Scharlatanen auf den Leim gehen kann. Umso mehr ist es mir heute ein Anliegen, Sie vor dem zu bewahren, was ich selbst einige Zeit mit Sympathie und viel zu wenig kritisch verfolgte und zunächst gar nicht ablehnte. Ich möchte Sie vor unseriösen, sinnlosen, oftmals sogar gefährlichen und nicht selten übeteuerten diagnostischen und therapeutischen Praktiken warnen und auch vor Pseudomedizinern, die chronisch Kranke und ihre Angehörigen absichtlich oder unbewusst in die Irre führen.

Meine Kritik richtet sich im Folgenden sowohl gegen all jene, die mit klar esoterischen Diagnose- und Therapieverfahren ihr Geld verdienen, als auch gegen Ärzte und Heiler, die längst widerlegte anatomische oder physiologische Vorstellungen als Grundlage ihrer „Therapie" anpreisen. In diesem Zusammenhang kann auch das Wort vom „Großen Bluff" gebraucht werden. Denn bluffen ist ein Verhalten, das wir vom Pokern kennen. Es hat den Zweck, die Mitspieler zum eigenen Vorteil in die Irre zu führen. Bluffen ist eine Form der Täuschung, die oft mit einem dreisten Auftreten kombiniert ist.

Mein Buch geht vor allem auf die für die meisten Menschen nicht immer klar ersichtlichen Zusammenhänge zwischen alternativmedizinischen Diagnose- und Behandlungsverfahren und der Welt der Esoterik ein. Es wendet sich in erster Linie an medizinische Laien und kritische Menschen, die ein Interesse daran haben, darüber informiert zu werden, was die sogenannte „Alternativmedizin" wirklich zu leisten imstande ist und was nicht. Es ist ein Ratgeber, ein Aufklärungsbuch und keine fachwissenschaftliche Studie.

Mein erstes Anliegen und Interesse ist es, Sie dafür zu sensibilisieren, welche Umtriebe im Namen der „Medizin" stattfinden, welche Dinge vielleicht schon ganz zu Unrecht Einzug auch in Ihr Leben gefunden haben. Ich möchte Sie auf Ihrem Weg der Auseinandersetzung begleiten und Ihnen die Augen für verschiedene Irrwege öffnen. Mein Ziel ist es, dass Sie sachliche Informationen erhalten und selbst erkennen: Was ist Wahrheit, was Bluff, was ein Irrweg und was eine glatte Lüge?

In diesem Buch geht es aber nicht um eine pauschale Verdammung von Naturheilverfahren, die nicht selten ihre Berechtigung haben! (Siehe dazu auch das Kapitel „Natur pur" – Ist das immer gesund?")

Unzählige scheinmedizinische Angebote schießen derzeit unkontrolliert und wie wild aus dem Boden und die Flut der werbewirksam vertriebenen „Wundermitteln" wird einfach immer unüberschaubarer.

Längst schon glauben viele Menschen nicht mehr alles,

was marktschreierisch beworben wird. Sie sehnen sich nach Sicherheit und klaren, fundierten Informationen.

Deshalb ist es an der Zeit, die Spreu vom Weizen zu trennen!

Für Patientinnen und Patienten sowie deren Angehörige, selbst für Richter und Ärzte, wird es aber immer schwieriger, seriöse von unseriöser Information zu unterscheiden. Wer heute im Internet und in Magazinen – sogar in einzelnen medizinischen Zeitschriften – nach Informationen zu Alternativmedizin sucht, wird rasch fündig. Doch leider überwiegt die kritiklose und zweckorientierte PR-Literatur. Denn ein Großteil dieser oftmals wenig seriösen Information ist nichts anderes als Selbstdarstellung medizinischer Scharlatane, die – nicht selten wider besseres Wissen – alle Grundlagen wissenschaftlicher Medizin negieren, gesicherte Grundgesetze der Physik, Chemie und Biologie ignorieren und ein in sich geschlossenes dogmatisches Therapie- und Diagnosesystem vertreten. (Siehe dazu auch das Kapitel „Werbung mit allen Mitteln".)

Dass dieses Buch von überzeugten Anhängern, Betreibern und Nutznießern alternativmedizinischer Diagnose- und Behandlungsverfahren hart kritisiert werden wird, liegt auf der Hand, doch mir ist wichtig, dass Sie hinter die Kulissen der Werbung blicken und sich auf Basis fundierter Fakten selbst ein Bild machen.

Noch ein Wort zum Buchaufbau: Das Buch gliedert sich in zwei große Abschnitte. Im ersten Teil des Buchs geht es um wichtige Grundlagen und Praktiken der esoterischen Medizin, die dem Verständnis dienen, wie unter anderem: Definition der Esoterik, astrologische Grundlagen der esoterischen Medizin, Analogiedenken, Ganzheitlichkeitsansprüche oder wie man Pseudomediziner erkennt.

Im zweiten Abschnitt werden die wichtigsten alternativmedizinischen Diagnose- und Therapieverfahren beschrieben. Ich unterscheide dabei zwischen vorwiegend esoterischen Behandlungsverfahren, obskuren Behandlungsmethoden, die eine esoterische Komponente enthalten, aber auf falschen medizinischen Vorstellungen beruhen, und Geschäften, die rein der Angstmacherei dienen. Unter der Kapitelüberschrift „Wirklichkeit, Irrtum oder Lüge?" finden Sie jeweils die gängigsten Aussagen, die zu den einzelnen Ansätzen im Umlauf sind. In den Kapiteln „Wie es wirklich ist" beschäftige ich mich im Einzelnen mit dem Wahrheitsgehalt dieser Behauptungen.

Ich freue mich, lieber Leser, liebe Leserin, wenn Sie mir offenen Geistes und vorurteilsfrei in diesem Buch folgen und vielleicht das eine oder andere erfahren, was Sie noch nicht gewusst haben.

In diesem Sinne wünsche ich Ihnen viel Spannung und Lesevergnügen.

Dr. Theodor Much (Jänner 2013)

Skurrile Angebote im weiten Feld der Scheinmedizin

„*Magie ist die Kunst,
Aberglauben in Geld zu verwandeln.*"
(AMBROSE BIERCE)

Wetten sind immer mit einem gewissen Risiko verbunden. Trotzdem wette ich, dass die große Mehrheit derjenigen, die mein Buch in die Hand nehmen, schon mehrmals alternative Behandlungsmethoden ausprobiert haben beziehungsweise von Medienberichten über „die großartigen Erfolge" diverser Heiler tief beeindruckt waren und sich dann fragten, ob sie nicht der „bösen" Schulmedizin den Rücken kehren oder zumindest alternative Heilmittel als „sinnvolle" Ergänzung ihrer eigenen Medikation ausprobieren sollten.

Die Welt der Alternativmedizin – viele Skeptiker bevorzugen Begriffe wie Scheinmedizin, Paramedizin oder esoterische Medizin – ist voll von Skurrilitäten. Die Palette des Angebots ist groß und reicht von Dingen, die sich in vielen Haushalten bereits in den alltäglichen Gebrauch eingenistet haben bis zu wirklich höchst sonderbaren Angeboten.

Eine der aus wissenschaftlicher Sicht wohl seltsamsten Ideen, die es aber sogar zum Studienfach an manchen medizinischen Universitäten gebracht hat, ist die, dass mit einem geschüttelten – aber nicht gerührten – Nichts Krankheiten geheilt werden können. Das ist die Grundidee der Homöopathie, an die Millionen Menschen in aller Welt in fast religiöser Manier fest glauben.

In diesem Buch beschäftige ich mich mit den gängigsten alternativmedizinischen Praktiken. Neben der Homöopathie zählen dazu andere scheinmedizinische Verfahren wie Bioresonanz, Kinesiologie, Bachblütentherapie, Anthroposophie, Astromedizin (gesundheitliche Mond- und Planeteneinflüsse), unzählige obskure Diäten und alle möglichen weiteren verlockenden Angebote.

Wer etwa Gallensteine sicher, rasch und schmerzlos beseitigen möchte, kann sein Ziel mit einer einfachen Diät erreichen. Ein Blick ins Internet, wo auch zahlreiche wenig seriöse Heilpraktiker ihr Unwesen treiben, verrät uns eine „todsichere" Methode zur Bekämpfung von Gallensteinen.

So berichtet der „Spiegel Online" von einem 59-jährigen Mann, bei dem Ärzte Gallensteine festgestellt hatten, dem sie aber wegen Fehlen jeglicher Beschwerden von einer Operation abgeraten hatten. Trotzdem entschloss sich der Patient, seine Leber selber zu „reinigen", um so die Steine endgültig loszuwerden. Er folgte sogleich dem Rat mancher Internetheiler und trank – wie von ihnen vorgeschrieben – nach einer Fastenzeit von zwölf Stunden und am Rücken liegend über den Tag verteilt ein Gebräu aus 400 ml Olivenöl, vermischt mit 100 ml Grapefruitsaft, 100 mg Bittersalz (Magnesiumsulfat) und 800 ml Wasser. Schon am folgenden Tag konnte er zu seiner großen Freude grün-gelbliche Steine in seinem Stuhl feststellen. Bei einer ärztlichen Nachuntersuchung zeigte sich aber, dass seine Gallensteine völlig unverändert immer noch da waren ...

Im Jahr 2010 war diese so oft empfohlene „Lebereinigung" auch Thema im Schweizer Fernsehen (Sendung „Puls"). Eine gesunde Freiwillige ließ sich auf Gallensteine untersuchen. Es wurde festgestellt, dass sie frei von Gallensteinen war. Nach Einnahme der oben beschriebenen Lebereinigung fand auch sie in der WC-Schüssel grünliche Steine in großer Zahl. Diese Steine wurden in das Institut für Klinische Chemie der Universität Zürich zur Untersuchung gebracht. Dabei zeigte sich, dass die „Steine" bei der Untersuchung mit der Röntgendiffraktionsmethode –

im Gegensatz zu allen menschlichen Gallensteinen – keine kristallinen Strukturen aufwiesen. Unter einer Wärmelampe wurden die Steine weich und zerflossen sehr schnell. Die chemische Untersuchung der Steine ergab, dass sie lediglich aus verseifter Olivensäure (aus Olivenöl) bestanden.

Trotz klarer Beweise, dass derartige „Entschlackungskuren" völlig sinnlos sind, behaupten viele Wunderheiler, dass alle Menschen, selbst Kinder, an Gallensteinen leiden würden und es möglich sei, diese durch „Spezialdiäten" auszuschwemmen.

Ein berühmt-berüchtigtes Beispiel für skurrile – sogar schon kriminelle – Pseudotherapien ist der bekannte Fall der Olivia Pilhar. Das kleine Mädchen erkrankte an einem bösartigen, aber mit regelgerechter Behandlung heilbaren Wilms-Tumor der Niere. Abhängig vom Stadium der Erkrankung und des Befundes können 90% der Patienten langfristig geheilt werden. Auf Anraten einer Wiener „Naturärztin" und des „Wunderheilers" Ryke Geerd Hamer entzogen die Eltern das todkranke Kind einer klinischen Behandlung. Die Familie flüchtete nach Spanien, wo sie sieben Wochen lang unter dem Einfluss von Hamer zubrachte. Als ihr Aufenthaltsort in Spanien bekannt wurde, brachten die Behörden das Mädchen – gegen den ausdrücklichen Willen ihrer Eltern – nach Österreich zurück. Den Eltern wurde amtlich das Sorgerecht entzogen, sodass das Kind, das sich bereits in schlimmem Allgemeinzustand befand und dessen Tumor inzwischen zu Fußballgröße angewachsen war, operiert und mit nachfolgender Chemotherapie behandelt werden konnte. Das Mädchen gilt heute als geheilt.

„Wunderheiler" Hamer, dem schon 1986 die Approbation in Deutschland entzogen worden war, ist der Erfinder der sogenannten „germanischen neuen Medizin". Laut Hamer und seinen Jüngern gibt es nämlich überhaupt keine Krankheiten im Sinne der Schulmedizin. In

Wirklichkeit, behauptet er, seien Krankheiten nur biologisch sinnvolle „Sonderprogramme" des Körpers, die nach einem Schockerlebnis oder einem psychischen Konflikt in Gang gesetzt würden. Eine vollständige Heilung sei somit durch Lösung der Konfliktsituation erreichbar. Laut Hamer ist zum Beispiel auch AIDS nur eine Allergie auf männliches Smegma (das ist die weiße bis hellgelbe, völlig harmlose Substanz am Penis, auch Vorhauttalg genannt) und jede AIDS-Therapie ein vorsätzlicher Massenmord der Schulmedizin und der Pharmaindustrie an Unschuldigen. Mit derartigen Behauptungen konnte Hamer, der immer wieder mit antisemitischen Aussagen auffällt, unzählige Patienten – man könnte auch von seinen Opfern sprechen – von einer sinnvollen medizinischen Behandlung abbringen und sogar von Schmerztherapie abraten. Die Folge war, dass viele seiner Patienten, darunter einige Kinder, qualvoll verstarben. Der „Guru" Hamer verfügt offenbar über einen charismatischen Einfluss auf seine Anhänger: Oilvias Vater fungiert seit Jahren als sein Sprachrohr, statt für die Rettung seiner Tochter dankbar zu sein, und verkündet auch noch heute öffentlich, dass Chemotherapie Patienten töte.

Skurril sind auch die Versprechungen des umstrittenen Mediziners Matthias Rath. Als Befürworter der „Zellularmedizin" behauptet er, mit diversen – nicht gerade billigen – Vitaminen und Zusatzstoffen (wie Vitamin C, Magnesium, Arginin, Carnitin, Vitamin B und E und dem Coenzym Q 10) so gut wie alle Krankheiten wie unter anderem Krebs, Arteriosklerose, Bluthochdruck, Diabetes oder AIDS heilen oder weitgehend bessern zu können. Mit Dominik Feld, einem an Knochenkrebs erkrankten und angeblich „geheilten" neunjährigen Jungen tourte Rath 2003 durch das Land, um zu beweisen, dass seine Therapie auch gegen Krebs wirksam sei. Bedauerlicherweise starb der kleine Dominik, dessen Eltern auf Anraten von Rath die Chemotherapie einstellten, im Jahr 2004 in einer alternativmedizinischen Klinik in Mexiko. Wie andere Wunderheiler wettert Rath auch gegen die antiretrovirale Therapie bei Aids. Besonders unheilvoll war der Einfluss dieser „Heiler" im südlichen Afrika, wo die damalige Gesundheitsministerin Manto Tshabalala-Msimang – auch „Dr. Knoblauch" genannt – den Aids-Patienten riet, anstelle einer antiretroviralen Behandlung Knoblauch, Rote Bete oder Olivenöl einzunehmen. Infolge solcher glorreichen Empfehlungen starben laut einer im Oktober 2008 veröffentlichten Studie der Harvard-Universität zwischen den Jahren 2000 und 2005 in Afrika mindestens 330.000 Menschen.

Ein weiters Beispiel für unübertreffbare Dummheit: Der bekannte deutsche Astrophysiker Harald Lesch berichtete in der ZDF-Sendung „Abenteuer Forschung" vom 5. 5. 2012 über eine deutsche Ärztin, die nach Afrika auf Safari ging. Obwohl sie in ein mit Malaria verseuchtes Gebiet reiste, glaubte sie, sich mit einem homöopathischen Mittel vor der nicht selten tödlich verlaufenden Krankheit Malaria schützen zu können. Offensichtlich kannte sie als Ärztin das berühmte Chinarinden-Experiment des Vaters der Homöopathie Hahnemann (siehe auch im Kapitel „Wie entstand die Homöopathie?") und vertraute darauf, dass es möglich sei, sich mit der Einnahme von Homöopathika (hier: hochpotenziertes Chinin) vor einer Malariainfektion schützen zu können. Das tragische Endresultat dieses Aberglaubens: Die Ärztin infizierte sich an Malaria und starb an den Folgen der Erkrankung. Auch wenn die meisten homöopathischen Ärzte in Mitteleuropa eine Malariaprophylaxe mit Homöopathika nicht empfehlen, wird auf Internetseiten für diesen Schwachsinn geworben, und viele Reisende fallen, einfach weil sie sich vor den Nebenwirkungen der klassischen Malariaprophylaxe fürchten und lieber auf angeblich nebenwirkungsfreie Vorbeugungsmassnahmen zurückgreifen, auf diese Lüge herein.

In den folgenden Kapiteln gehe ich daher bei den verschiedensten Behandlungsverfahren der Frage nach, warum so viele intelligente Menschen all den unseriösen Versprechungen der Esoterikszene blind vertrauen und bereit sind, ihr sauer erworbenes Geld für letztlich nutzlose Therapieverfahren auszugeben.

Teil 1

Was Sie über Alternativmedizin wissen sollten

Basis und Hintergründe der Alternativmedizin

Medizin im Mittelalter

Wenn ein Arzt hinter dem Sarg eines Patienten geht, folgt manchmal tatsächlich die Ursache der Wirkung.
(Voltaire)

Um die Hintergründe vieler heutiger alternativer Heilangebote zu verstehen, ist es wichtig zu wissen, auf welches Wissen diese Methoden zurückgreifen. Ein kurzer Blick in die Geschichte ist deshalb höchst aufschlussreich.

Mittelalter, das ist laut Lehrplan der meisten Universitäten das Jahrtausend zwischen 500 und 1500 nach der Zeitrechnung. Wer im Mittelalter Arzt werden wollte, begleitete – manchmal jahrelang – bereits praktizierende Ärzte, um durch Zuschauen zu lernen. Doch schon im Mittelalter gab es so etwas wie ein medizinisches Studium. Die erste Hochschule im Range einer Universität existierte bereits im 9. Jahrhundert in Byzanz, später wurden medizinische Fakultäten in Salerno, Bologna, Padua, Paris, Oxford und Prag gegründet. Die Prüfung bestand aus einem theoretischen und einem praktischen Teil. Danach musste der Hippokratische Eid abgelegt werden.

Medizin im Mittelalter war eine Mischung aus überliefertem Wissen des klassischen Altertums – Vorbilder waren der Grieche Hippokrates von Kos und der römische

Arzt Galen –, Aberglauben, Scharlatanerie und praktischer Erfahrung.

Eine der wichtigsten Grundlagen der mittelalterlichen Medizin war die von Hippokrates entwickelte Säftelehre. Er sprach von den „vier Körpersäften" – gelbe Galle, schwarze Galle, Schleim, Blut – und meinte, dass „viele Krankheiten auf Basis eines Ungleichgewichtes dieser Säfte entstünden".

Ein anderer Gelehrter – Galenus von Pergamon, Leibarzt von Marc Aurel – entwickelte aus den Schriften von Hippokrates und anderen Ärzten das Konzept der Humoralpathologie und die Theorie vom „lobenswerten Eiter" („Eiter reinigt die Wunde"). Dabei vermischte er die Säftelehre des Hippokrates mit Vorstellungen von den „vier Elementen" (Feuer, Wasser, Erde, Luft) und den „vier Jahreszeiten". Galenus' Meinung nach war das Verhalten der „Grundqualitäten" – warm, trocken, kalt, feucht – für die Mischung der Körpersäfte entscheidend. Aus seiner Lehre entwickelten sich im Mittelalter die Theorie von den durch die Körpersäfte bestimmten „Temperamenten" – Sanguiniker (Blut), Phlegmatiker (Schleim), Choleriker (gelbe Galle) und Melancholiker (schwarze Galle) – und die mittelalterlichen therapeutischen Bräuche Aderlass, Schröpfen, künstlich herbeigeführtes Erbrechen und Schwitzen, mit dem Zweck, „eine gute Mischung der Säfte zu erzielen".

Es ist bereits jetzt unschwer erkennbar, dass viele dieser aufgrund von mangelhaften Anatomie- und Pathologiekenntnissen entstandenen und an sich überholten Ideen und Therapiekonzepte auch heute noch von diversen Alternativmedizinern vertreten werden, was sich besonders in Vorstellungen vom „Entgiften", „Entschlacken" und „Ausleiten" von niemals definierten „Giftstoffen" niederschlägt, ein Umstand über den später noch zu berichten sein wird.

Mit dem Aufkommen der Renaissance im 16. Jahrhundert

erhielt die mittelalterliche Medizin neue Impulse. Der oft – fälschlicherweise – von der heutigen alternativmedizinischen Szene als „Begründer der Naturheilverfahren" angepriesene Paracelsus war der wohl bekannteste Arzt dieser Zeit. 1493 wurde Theophrastus Bombast von Hohenheim (Paracelsus) im Schweizer Kanton Schwyz geboren. Als Arzt arbeitete er in verschiedenen Städten Europas, unter anderem auch in Basel, wo er Lehrbücher seiner Zeit am Marktplatz verbrannte und sich damit unzählige Feinde machte. Verständlicherweise wetterte er gegen das nur ungeprüft übernommene Buchwissen der damaligen Ärzte, die er als „Kurpfuscher" bezeichnete, und bekämpfte folgerichtig die unsinnige Säftelehre Galenus'. Paracelsus, der nicht nur Arzt, sondern auch Sterndeuter, Alchimist, Chemiker, Magnetopath und Theosoph war, verbreitete neben nützlichen Ideen – zum Beispiel jene der ganzheitlichen Sicht des Menschen und die Forderung nach ethischem Handeln der Ärzte – auch völlig falsche, irreführende, zum Teil abergläubische Vorstellungen. So vermengte er Medizin mit Astrologie und glaubte, dass Krankheiten durch eine ungünstige Mischung von den „drei Prinzipien" – Sulfur, Mercurius und Sal – verursacht werden. Als Chemiker versuchte er, Krankheiten mit Substanzen wie Blei oder Arsen zu behandeln, ohne über die schädlichen Nebenwirkungen dieser Stoffe Bescheid zu wissen.

Die beliebtesten Therapiemethoden im Mittelalter waren Aderlässe – vorzugsweise bei abnehmendem Mond – gegen so ziemlich alle Beschwerden und Krankheiten, Schröpfen, Fieberkuren und Einläufe „zum Ableiten von Giftsubstanzen" – alles durchwegs Kuren, die den von einer Krankheit häufig geschwächten Organismus nur schwer belasteten und mehr Schaden als Nutzen brachten. Gegen Entzündungen verwendete man Wein,

Rosenwasser, ungelöschten Kalk, Arsenik und Quecksilber, und die Wundheilung wurde unter anderem mit Kampfer, Kupferoxid, Bärenschmalz, Myrrhe und verschiedenen Kräutern beschleunigt. Bemerkenswert war auch die weitverbreitete Vorstellung, dass man Frauen, die – wie man meinte – „durch den Sündenfall belastet" sind, bis ins hohe Alter häufig zur Ader lassen sollte.

Die durchschnittliche Lebenserwartung im Mittelalter lag bei knapp vierzig Jahren, wobei Frauen – wegen der hohen Risiken der Geburt – durchschnittlich deutlich früher starben als Männer. Besser erging es den Reichen und Privilegierten, etwa Fürsten und Königen, die mit etwas Glück ein Durchschnittsalter von rund fünfzig Jahren erreichten. Die geringe Lebenserwartung der Menschen der damaligen Zeit hatte vorwiegend zwei Gründe: schlechte Hygiene und ungeeignete, zum Teil gefährliche medizinische Praktiken – ganz besonders die häufigen Aderlässe.

Zu Beginn des 18. Jahrhunderts kamen zu den bisher genannten mittelalterlichen Vorstellungen vitalistische Theorien (Konzepte der „Lebenskraft") hinzu. Man glaubte an eine „erhaltende, regenerierende, reizende Lebenskraft" mit Sitz im Magen oder Blut und dass „Schwächung der reizbaren Lebenskraft zu Krankheiten führe".

Aus dem historischen Zusammenhang heraus betrachtet war es daher auch kein Wunder, dass Samuel Hahnemann (Vitalist und Begründer der Homöopathie) – wie Paracelsus – die damalige etablierte Medizin kritisierte und auf die Idee kam, eine Therapie zu entwickeln, bei der durch anregende oder dämpfende Reize Gegenkräfte des Körpers mobilisiert werden, um die „Lebenskraft wieder zu stärken", eine Behandlungsmethode, die im Gegensatz zu früheren Behandlungspraktiken, wenigstens keinen Schaden anrichtete. Doch dieses Verdienst Hahnemanns reicht nicht aus, um seine sehr dogmatischen „Wahrheiten" unkritisch, auch unverändert, von Generation zu Generation zu überliefern und sie heute als „moderne Wissenschaft" zu verkaufen. Denn wer zunehmendes Wissen und medizinischen Fortschritt bewusst ignoriert und längst überholte esoterisches Diagnose- und Behandlungsverfahren empfiehlt oder ausübt, sollte nicht ungestraft Patienten weiterhin in die Irre führen dürfen.

Miraculix lässt grüßen. Oder: Was ist Esoterik und esoterische Medizin überhaupt?

> *Die große Sünde gegen den Geist ist,*
> *Dinge ohne Beweis zu glauben.*
> *(Julian Huxley)*

Der Begriff Esoterik entstammt dem altgriechischen „ἐσωτερικός", was so viel wie „nach innen gerichtet" bedeutet. Esoterik galt einst als Geheimlehre, die aber heute in der alternativen Glaubensszene überall anzutreffen und der Allgemeinheit längst zugänglich ist.

Heutzutage wird unter Esoterik praktisch jede Disziplin verstanden, die weder empirisch noch rational überprüfbar ist und daher nicht mit wissenschaftlichen Erkenntnissen übereinstimmt – ihnen zum Großteil auch widerspricht – und sich mit mythischen und spirituellen Themen befasst. Esoterik und Okkultismus (lat. „occultus" = verborgen, geheimnisvoll, dunkel) sind eng miteinander verwandt, meist wird Okkultismus als der mehr praktische Teil der gleichen Weltanschauung definiert. Heute kommt es zu

Basis und Hintergründe der Alternativmedizin

einer zunehmenden Vermischung von Esoterik mit uralten Weisheitslehren von diversen Kulturen und vorwiegend fernöstlichen Religionen.

Anhänger esoterischer Praktiken glauben fest an Phänomene, die auf alle Bereiche unseres Universums – Makro- und Mikrokosmos („wie oben, so auch unten") – wirken und auch den menschlichen Körper und dessen Gesundheit direkt betreffen. Derartiger Glaube ist seit jeher mit Ängsten vor „zürnenden Gottheiten" und Unglück verbunden, gegen die bestimmte magische Praktiken wie Darbringung von Opfern, Tragen von Amuletten oder Edelsteinen Schutz bieten sollten. Auch wenn eine einheitliche und von allen Richtungen der Esoterikszene anerkannte Gesamtlehre nicht existiert, erheben Esoteriker den Anspruch, die einzige Wahrheit zu Schlüsselfragen der Menschheit zu kennen, wobei viele von ihnen unreflektiert, doch aus tiefer Überzeugung Worte und Begriffe in den Mund nehmen, die der Wissenschaft entlehnt sind, um so den Anschein der Wissenschaftlichkeit zu erwecken (siehe dazu das Kapitel „Energetisches Wasser oder: Hat Wasser ein Gedächtnis?").

Die Grenzen zwischen Esoterik und Religion sind zwar fließend, doch es existieren neben Gemeinsamkeiten (zu ihnen gehören Dogmen, Absolutheitsanspruch, Erfüllung von Bedürfnissen nach Sehnsüchten, Mythen und Spiritualität) auch Unterschiede zwischen beiden Glaubensformen. Anders als monotheistische Religionen vermittelt die Esoterik kaum Werte wie etwa Nächstenliebe oder Gerechtigkeit und ist in erster Linie am Diesseits orientiert. Im Zeitalter der zunehmenden Abkehr breiter Bevölkerungskreise im Westen von monotheistischen Konfessionen, werden esoterische Praktiken häufig zu Ersatzreligionen.

Sowohl die großen monotheistischen Religionen als auch die Wissenschaft – die von sich nie behauptet, alles beweisen zu können – lehnen die Esoterik als gefährlichen und unnützen Aberglauben ab, weil sie unrealistische Erwartungen – selbst im Bereich der Medizin – fördert und Menschen in die Irre lockt.

Wie definiert der Physiker Vincent Ebert den Unterschied zwischen Wissenschaft, Religion und Esoterik? Er sagt: „Wenn jemand die Hypothese aufstellt, dass sich im Kühlschrank Bier befindet, dann wird der Wissenschafter dort nachsehen und nüchtern feststellen, ja es stimmt oder auch nicht; die Religion hat kein Interesse, der Frage nachzugehen, ob sich dort wirklich Bier befindet, und der Esoteriker schaut zwar in den Kühlschrank, stellt zu seiner Enttäuschung fest, dass dort nichts ist, glaubt aber weiterhin fest daran, dass das Bier im Eisschrank eingelagert ist."

Zu den vielen esoterischen Praktiken, die im Folgenden besprochen werden sollen, zählen zum Beispiel Astromedizin, Lunatismus, Ayurveda, Bachblüten-Therapie, Kinesiologie, Reiki, Pendeln, Geistheilung und auch die Pseudowissenschaft Homöopathie.

Die meisten heute in Europa so populären esoterischen Heilpraktiken fußen, wie man leicht zeigen kann, sowohl im Götterglauben der Antike als auch in der Okkultismusbewegung des 19. Jahrhunderts und sind mit der Astrologie eng verwandt. Vielen dieser esoterischen Scheintherapien sind folgende Anschauungen gemeinsam:

Der unerschütterliche Glaube
- an eine „universelle, kosmische, göttliche Lebensenergie – ein alles durchdringender kosmischer Geist – und Feinstofflichkeit",
- an „Ursubstanzen" – auch „Uridee" oder „Urgrund" genannt –, an die „geistige Kraft der Materie",
- an – wissenschaftlich unbeweisbare, durch bestimmte Geräte oder Handlungen angeblich beeinflussbare –

„harmonische und disharmonische Schwingungen und Blockaden",
- an die antike und fernöstliche Lehre von den „vier oder fünf Elementen"
- und an „Hierarchien". (Siehe dazu auch die Kapitel „Analogiedenken: ,Wie oben, so unten'", „Hokuspokus um Astromedizin und Mondglaube", „Homöopathie – des Kaisers neue Kleider?").

Zum weiten Feld der *medizinischen* Esoterik gehört unter anderem der Glaube an die Wirksamkeit von „Aura reinigenden und schützenden Engelsprays" – eine Flasche mit 100 ml Inhalt kostet rund 23 Euro –, an „schützende und heilende Edelsteine" oder heilige Amulette. Auch an den „Einfluss des Mondes" auf das tägliche menschliche Leben und das Wohlbefinden glauben die Anhänger dieser Seite der Esoterik. (Siehe dazu auch das Kapitel „Hokuspokus um Astromedizin und Mondglaube".)

Charakteristisch für das Denken vieler Esoteriker ist die Ablehnung von Wissenschaft und „Schulmedizin", die – wie sie behaupten – problematisch, überheblich oder gar schädlich sind. Mit dieser Schutzbehauptung immunisieren sich Anbieter alternativer Verfahren gegen fundierte Kritik aus der Wissensmedizin.

Esoterische und esoterisch „angehauchte" scheinmedizinische Pseudotherapien dürfen allerdings nicht mit verschiedenen durchaus nützlichen, die moderne Medizin ergänzenden Therapieverfahren verwechselt werden.

Zu diesen begleitenden Therapien, die ihre genau definierten Einsatzmöglichkeiten haben, gehören unter anderem Bewegungstherapie, Wärme- und Kältetherapie, Ernährungstherapie, Massagen, autogenes Training, Hydrotherapie oder Phytotherapie. Lesen Sie dazu bitte die

Ausführungen im Kapitel „Natur pur – ist das immer gesund?".

Erstaunliche Ergebnisse liefern diverse Umfragen zur Esoterik: So glauben laut einer Umfrage des Allensbacher Instituts von 2005 rund 42 Prozent der befragten Europäer unter anderem an den vierblättrigen Klee und an Sternschnuppen als Glücksbringer und 30 Prozent an die magische Zahl 13. Nur 32 Prozent der Befragten halten nichts von alldem. Eine andere Umfrage des IMAS-Instituts vom März 2006[1], zeigt, dass rund die Hälfte der Europäer die Astrologie als „ziemlich wissenschaftlich" einstuft.

Es erstaunt daher auch nicht, dass der Umsatz an Esoterikprodukten allein in Deutschland rund 20–25 Milliarden Euro im Jahr ausmacht. Zum Vergleich: Der jährliche Umsatz der Bierindustrie beträgt lediglich 9 Milliarden Euro.

Esoterik ist „in" und längst in der Mitte unserer Gesellschaft angekommen. Das zum Teil betrügerische Geschäft mit Esoterik und esoterischen Therapieformen boomt – und das trotz Aufklärung und verbesserter Allgemeinbildung im angeblich so aufgeklärten Mitteleuropa des 21. Jahrhunderts. Das zeigt auch der Blick in die Regale der meisten Apotheken, in viele Zeitungen (die täglich Horoskope veröffentlichen und völlig unkritisch „Wunderheiler" hochjubeln) und in das Schaufenster von Buchhandlungen. Dort finden sich, neben Bergen von „Harry Potter"- und „Herr der Ringe"-Ausgaben, unzählige Gesundheitsratgeber, die unter anderem Heilwirkungen durch verschiedenste Diäten, alternativmedizinische Verfahren, Pflanzen- und Gemüsearten, „Himalaya"-Salze, elektronische Amulette und Ähnliches versprechen. Und via Internet bestellt man „Glückselixiere", um beim Lotto oder an Schönheit zu gewinnen. Sogar Geistheiler erfreuen sich heute großer Popularität. Diese bieten Fernheilungen sogar mittels Gedankenübertragung oder via Telefon an.

Es wundert daher nicht, dass selbst Politiker auf „Heilungen" dieser Art hereinfallen. Zum Beispiel wurde das Parlament in Wien von Wünschelrutengängern auf „Störfelder" hin abgesucht und im Rahmen der Angebote des Wirtschaftsförderungsinstituts werden „Aura-Soma"-Kurse präsentiert. Sogar große Gesellschaften, die Autobahnen erbauen, lassen gelegentlich bestimmte unfallträchtige Straßenabschnitte von Mutern (Wünschelrutengängern) untersuchen und „mit Steinakupunktur verbessern", während die Ärztekammer neben sehr sinnvollen Weiterbildungen auch Kurse in eindeutig esoterischen oder umstrittenen Therapieverfahren organisiert. Als Arzt können Sie in der Österreichischen Ärztekammer Kurse in Akupunktur, Anthroposophie, Kinesiologie, Traditioneller Chinesischer Medizin, F.-X.-Mayr-Kur und Homöopathie belegen. Dies übertrifft nur noch die Salzburger Ärztekammer, die außerdem Kurse in Ayurveda, Bachblüten, Bioresonanz, Hildegard-Medizin und Misteltherapie anbietet. Miraculix lässt schön grüßen!

An dieser Stelle darf gefragt werden, ob die offizielle Ärztevertretung eines Landes Ärzten Weiterbildungen in Diagnose- und Therapieverfahren anbieten darf, die rein esoterischer Natur sind oder gar auf längst obsoleten vorwissenschaftlichen Vorstellungen beruhen? Mit diesem fragwürdigen Fortbildungsangebot und der Vergabe von Nonsens-Zertifikaten öffnet die Ärztekammer Tür und Tor für Scharlatanerie jeder Art und wiegt somit ahnungslose Patienten im Glauben, dass an Homöopathie, Kinesiologie, anthroposophischer Medizin etc. „etwas dran" sein könnte.

Um den Begriff der „Alternativmedizin" herrscht überhaupt ein großes sprachliches Tohuwabohu. Befürworter sprechen gerne von „Ganzheitsmedizin", „integrativer Medizin", „Komplementärmedizin", „holistischer Medizin" oder „sanfter Medizin". Skeptiker hingegen benützen Ausdrücke wie „Scheinmedizin", „Paramedizin", „Pseudomedizin", „Esoterikmedizin", „Voodoo-Medizin", „Hogwarts-Medizin" oder einfach „Glaubensmedizin".

Der Begriff „Alternativmedizin" vermittelt einen falschen Eindruck, wonach all jene von der Wissenschaft nicht anerkannten Behandlungsmethoden, als echte Alternativen zur „Schulmedizin" angesehen werden können. Das ist sogar manchen Anhängern alternativmedizinischer Verfahren klar, die lieber von „Komplementärmedizin" (CAM) sprechen. Doch auch dieser Ausdruck ist problematisch, da es keine Gleichwertigkeit von beweisbar wirksamer Medizin und scheinmedizinischen Behandlungen geben kann. Komplementärmedizin als „wertvolle Ergänzung" der wissenschaftlich orientierten Medizin darzustellen ist deswegen unsinnig, weil die meisten Diagnose- und Therapieverfahren, die als „komplementär" verkauft werden, entweder nie von neutraler Seite ernsthaft auf ihre Wirksamkeit oder auf ihre diagnostische Aussagefähigkeit untersucht wurden oder sich in Studien als Placebos entpuppten. Viele dieser Methoden beruhen auch nachweislich auf längst überholten, völlig falschen medizinischen Vorstellungen.

Wenn Sie meinen Ausführungen bis hierher gefolgt sind, werden Sie vermutlich festgestellt haben, dass die esoterische Medizin auch in Ihr Leben schon Einzug gehalten hat. Aber Hand aufs Herz: Wie viel wissen Sie wirklich über die Hintergründe und Wirkungsweisen verschiedener Methoden? Vieles, was Vertreter unterschiedlichster „Diagnose- und Therapiemethoden" behaupten, klingt sogar sehr schlüssig und „natürlich", aber bekommen Sie auf tiefergehende Fragen wirklich zufriedenstellende Antworten und wissen Sie, worauf all die präsentierten Annahmen tatsächlich beruhen?

Analogiedenken: „Wie oben, so unten"

> *Wahr ist es, ohne Lüge und sicher:*
> *Was oben ist, ist gleich dem, was unten ist,*
> *und was unten ist, ist gleich dem, was oben ist.*
> *(Tabula Smaragdina des Hermes Trismegistos)*

Esoteriker fast aller Fraktionen vertreten uralte Vorstellungen, die allen heute bekannten wissenschaftlichen Erkenntnissen widersprechen und angeblich auf Hermes Trismegistos zurückgehen.

Hermes Trismegistos war (möglicherweise) ein Priester, der im dritten Jahrhundert vor unserer Zeitrechnung lebte. Manche sprechen von einer Gottheit, einer synkretistischen Verschmelzung (also einer Vermischung religiöser Ideen zu einem neuen Weltbild) der Götter Hermes und Thot. Esoteriker zitieren immer wieder die hermetische Philosophie, sprich die fünfzehn Sätze, die Trismegistos angeblich auf Smaragdtafeln niederschrieb. Esoteriker glauben, dass in diesen Sätzen „alles Wissen der Menschheit zusammengefasst ist", wobei der zweite und zentrale Satz lautet: „Wie oben, so auch unten".

Kernstück des esoterischen Weltbilds ist die Zuordnung der zehn ewig vorhandenen Urprinzipien. Diese verkörpern für die symbolische Astrologie die Grundbausteine allen Lebens im Universum – zu den „zehn Planeten" (den „himmlischen Repräsentanten" Sonne, Mond, Venus, Merkur,

Mars, Jupiter, Saturn, Uranus, Neptun, Pluto) und den vier beziehungsweise fünf Elementen.

Demnach ist die Welt im Verständnis der symbolischen Astrologie aus zehn ewig vorhandenen, göttlichen Urprinzipien (Archetypen) aufgebaut, die sich in allen Seinsschichten – vom Makrokosmos bis hinab zum Mikrokosmos, von oben nach unten und von innen nach außen – in Hierarchien wiederfinden.

Um das verständlicher zu erläutern, gebe ich Ihnen dazu ein Beispiel: Der Planet Mars ist der im Sternzeichen Widder herrschende Planet, das göttliche Urprinzip ist der (römische Kriegsgott) Mars. Analog dazu fällt das Tierkreiszeichen Widder in den Frühling, der Zeit des aggressiven Aufbrechens der Natur. Mars hat daher – wie es sich für einen Kriegsgott gehört – etwas mit Aggression zu tun. Die körperliche Entsprechung des Urprinzips Mars/Widder sind unter anderem Blut, die Farbe Rot, Kopf, Pupillen, Zähne, Nägel sowie die quergestreifte Muskulatur.

Es wundert daher nicht, dass Homöopathinnen und Homöopathen, die an das senkrechte Weltbild glauben („Heilung verläuft stets von oben nach unten ..."), akute, heftige, feurige Entzündungen, die mit einem hochroten Kopf, Zähneknirschen und weiten Pupillen einhergehen, mit der „Marspflanze" (Urtinktur) Belladonna behandeln. (Siehe dazu auch das Kapitel „Die Welt der Esoterik: ein Überblick".)

In der Welt der Esoterik ist die „Signaturlehre", die eng mit dem „analogen Denken" verwandt ist, weit verbreitet. Es ist die Lehre von den „Zeichen in der Natur", die angeblich auf innere Zusammenhänge und Ähnlichkeiten im Rahmen der gesamten göttlichen Schöpfung hinweisen. Diese Signaturen sind somit ein Werk Gottes, die der Mensch lediglich erkennen muss. Demnach bestehen Analogien zwischen Form, Farbe, Geruch, Standort und astrologischen Zuordnungen. In der Logik der Gläubigen sind vor allem die Ähnlichkeiten von großer Bedeutung. So sollen beispielsweise die nierenförmige Bohne mit der Niere, die gehirnförmige Walnuss mit dem Gehirn, herzförmige Blätter der Melisse mit dem Herzen, die Mistel als Halbschmarotzer mit Krebserkrankungen, der Frauenmantel mit weiblichen Organen und Lungenkraut mit der Lunge zusammenhängen. Bitter schmeckende Pflanzen sollen einen Bezug zum „Element" Feuer, das mit der Sonne in Verwandtschaft steht, haben und somit Stoffwechselprozesse anregen.

Diese uralte, fantasievolle und völlig unwissenschaftliche Lehre, die in ihrer konkreten Formulierung auf Paracelsus und den neapolitanischen Arzt und Alchemisten Giambattista della Porta zurückgeht, vermittelt auch den Glauben daran, dass die Farbe von Arzneimitteln einen Hinweis darauf gibt, für welche Erkrankungen sie eingesetzt werden sollen: die Farbe Rot etwa bei Herzerkrankungen, Blau zur Verminderung von Unruhe. Die Lehre von den „göttlichen Signaturen" ist außerdem Teil vieler esoterischer Behandlungsverfahren wie etwa der Ayurveda-Medizin, der traditionellen China-Medizin und der Homöopathie.

Ohne Astrologie keine esoterische Medizin

Im Jahre 1986 schaltete der Franzose Professor Michel Gauquelin – Psychologe und Statistiker an der Sorbonne – in einer bekannten Tageszeitung ein Inserat. Er stellte sich als Astrologe vor und bot kostenlose persönliche Horoskope an. Von dieser großherzigen Offerte machten viele der Leserinnen und Leser Gebrauch. Erwartungsvoll schickten sie alle ihre astrologisch relevanten Daten an den Professor, um so zu dem versprochenen Gratishoroskop zu kommen. Bald erhielten alle Einsender ihr persönliches Horoskop und bei einer Nachfrage zeigten sich 94 Prozent von ihnen über das erstaunlich genaue Ergebnis begeistert. Sie konnten sich mit der Analyse ihrer Persönlichkeit vollkommen identifizieren. In Wirklichkeit aber hatten alle das gleiche Horoskop erhalten. Es handelte sich dabei um das Horoskop des berüchtigten Massenmörders Dr. Marcel Petiot, der 27 Menschen bestialisch ermordet, zerstückelt und mit Chlorkalk übergossen hatte, um sie schließlich zu verbrennen. Petiot wurde am 26. 5. 1946 zum Tode verurteilt und enthauptet. Um dieses Experiment zu überprüfen, führte der TV-Sender WDR 1997 eine ähnliche Untersuchung durch. Über 200 Interessierte erhielten ein persönliches Horoskop, nämlich das Horoskop des am 25. 10. 1879 um 18 Uhr geborenen Massenmörders Fritz Haarmann. Der als „Vampir von Hannover" bekannte Haarmann ermordete 24 junge Menschen und wurde 1924 in Hannover zum Tode verurteilt. Ähnlich wie im Experiment von Gauquelin meinten 89 Prozent der Testpersonen, dass ihr Charakter korrekt beschrieben worden war.

Wer sich kritisch mit der Astrologie auseinandersetzt und gleichzeitig Kenntnisse über scheinmedizinische Diagnose- und Behandlungsverfahren besitzt, wird leicht feststellen können, wie sehr die Vorstellungen der Astrologie in weiten Bereichen der Alternativmedizin fest verankert sind.

Der Begriff „Astrologie" leitet sich aus dem Griechischen ab; „Astron" bedeutet „Stern", und „Logos" bezeichnet den „Geist" oder das „Wort". Die ältesten astrologischen Aufzeichnungen wurden in der Bibliothek des Königs Assurbanipal – 668 bis 626 v. Chr. – in Ninive gefunden.

Die Astrologie ist der Versuch, das Geschehen auf der

Erde und das Schicksal des Menschen aus bestimmten Konstellationen von Gestirnen in der Ekliptik (ein imaginärer Großkreis auf der Himmelssphäre, auf dem sich die Sonne im Laufe des Jahres zu bewegen scheint) zu deuten und vorherzusagen.

Die meisten Astrologiegläubigen sind auch heute noch davon überzeugt, „dass von den Gestirnen Kräfte ausgehen, die im Moment der Geburt etwas bewirken, und dass aufgrund von Sternkonstellationen bestimmte (prophetische) Vorhersagen möglich sind. „Moderne" Astrologen hingegen stehen auf dem Standpunkt, dass von den Gestirnen keinerlei Kräfte – gemeint sind Strahlungen aller Art oder obskure Planetenresonanzen und Kraftfelder – ausgehen, die unseren Charakter oder gar Schicksale beeinflussen. Sie sagen: Die Gestirne bewirken nichts, sie machen nur geneigt und weisen, ähnlich wie die Finger einer Hand, in eine bestimmte Richtung. Diesen Astrologen geht es unter anderem um das oben dargelegte „Analogieprinzip", das im Gegensatz zum Kausalitätsprinzip steht, um „Zeitqualitäten" und um die „Qualität der Zahl".

Demnach ist die Astrologie ein Deutungssystem, das durch symbolische Aussagen einen Zusammenhang zwischen kosmischen und irdischen Verhältnissen herstellt. Das setzt eine Parallelität zwischen Himmel und Erde voraus: Der Makrokosmos und der Mikrokosmos sind miteinander verbunden, das Universum und der Mensch sind eins: wie oben, so auch unten, wie im Großen, so im Kleinen.

Wenn Astrologen von Zeitqualität sprechen, die aus einem Horoskop ablesbar ist, dann meinen sie, dass es so etwas wie verschiedene Zeitqualitäten – kosmische Stimmungen – mit unterschiedlichen Energien gibt, die im Moment der Geburt sowohl an menschlichen Zellen als auch in der Psyche des Menschen etwas bewirken. Hierbei stellen sich aber zwangsläufig die Fragen, was das für geheimnisvolle Kräfte sein sollen und weswegen Astromediziner dann nicht die ultimative Forderung stellen, rechtzeitig vor jeder Geburt den Geburtshelfern Astrologen als Berater zur Seite zu stellen? Denn wenn es, wie Astrologen behaupten, beliebig viele – örtlich und zeitlich variierende – Zeitqualitäten gibt, dann könnte das Schicksal eines Neugeborenen durch medizinische Beeinflussung des Geburtstermins oder durch geografische Verlegung des Geburtsorts günstig beeinflusst werden.

Die in Mitteleuropa bekanntesten Horoskoparten sind: Zeitungshoroskope, Radix- oder Geburtshoroskope, Kinderhoroskope, Elektionshoroskope (zum Beispiel Börsenastrologie), karmische (Reinkarnations-)Horoskope, Solarhoroskope und Horoskope, die mit der Gesundheit des Menschen zu tun haben.

Die Einzelelemente des Horoskops, ohne die astrologische Aussagen nicht zustande kommen können, sind:

zwölf Tierkreiszeichen – eine willkürliche Einteilung, denn in der Ekliptik finden wir dreizehn Sternbilder;

zehn Planeten – auch Sonne und Mond gelten als Planeten;

Aszendent – das Sternzeichen, das im Augenblick der Geburt desjenigen, für den das Horoskop erstellt wird, im Osten aufsteigt und Deszendent (das am Westhorizont absteigende Gegenstück zum Aszendenten);

vier Quadranten, wobei jedem Quadranten eine bestimmte Bedeutung zugeordnet wird und

zwölf von einzelnen Planeten beherrschte Häuser – das irdische Bezugsystem des Horoskops.

Jeder der „zehn Planeten", die in der Astrologie eine große spirituelle Bedeutung haben, wird einem bestimmten Tierkreiszeichen, „in dem er herrscht", zugeordnet, zum Beispiel Venus und Stier, Mars und Widder, Mond und Krebs. Alle Planeten haben in der Astrologie eine große spirituelle Bedeutung.

Wirklichkeit, Irrtum oder Lüge?
- „*Von den Gestirnen gehen Kräfte aus, die im Moment der Geburt eines Menschen etwas bewirken.*" *(Klassische Astrologie)*
- „*Gestirne bewirken nichts, sie machen nur geneigt.*" *(Behauptung der „modernen" Astrologen)*
- „*Die Astrologie erlaubt Aussagen über den Charakter und Begabungen.*"
- „*Die zehn Planeten haben eine spirituelle Bedeutung.*"
- „*Zeitqualitäten im Augenblick der Geburt beeinflussen Lebensschicksale.*"
- „*Wie oben, so unten.*" *(Senkrechtes Weltbild: Alles ist miteinander verbunden.)*
- „*Durch Beachtung astrologischer Kriterien können gesundheitliche Probleme gelöst werden.*"
- „*Astrologie ist eine exakte und beweisbare Wissenschaft und kein Aberglaube.*"
- „*Mithilfe von Gestirnen und Sternzeichen können treffsichere Vorhersagen getätigt werden.*"

Wie es wirklich ist
Die Astrologie an sich gibt es nicht. Denn es existieren verschiedene, miteinander auch konkurrierende und sich in ihren Aussagen nicht selten widersprechende astrologische Schulen.

Die Basis selbst der „modernen" Astrologie ist der Götterglaube der Antike, als Sterne und Sternbilder mit großer Fantasie Göttern und ihren Eigenschaften zugeordnet wurden.

Einst waren Astrologie und Astronomie deckungsgleich, heute hat die Astronomie mit der Astrologie nichts mehr zu tun. Den alten Astrologen war nicht bewusst, dass das gesamte Weltall nicht stationär ist. Sie wussten auch nichts vom

Urknall, der Expansion des Universums, von Geburt und Tod von Sternen und Planeten. Daher war es für sie legitim, vom Einfluss der, wie sie meinten, ewig unveränderlichen Himmelskörper auf Mensch und Natur zu sprechen. Doch gebildeten Menschen des 20. und 21. Jahrhunderts ist heute bewusst, dass sich das Universum mitsamt seinen Sternen und Planeten ständig verändert. Es existiert nicht ewig gleichbleibend, und daher kann es gesetzmäßige und ewig gültige Zusammenhänge zwischen Sternen und Sternbildern und den Schicksalen von Menschen nicht geben.

Im Altertum waren Sternbilder – ein Produkt der menschlichen Fantasie – und Sternzeichen noch eins. Doch wegen der langsamen periodischen Kreiselbewegung der Erdachse (Präzessionsbewegung) veränderten sich im Laufe der Zeit die Positionen der „Tierkreissternbilder" im Verhältnis zur Sonne. Die „Sternbilder" wandern alle 72 Jahre um einen Grad weiter. Vor 2000 Jahren deckten sich die Tierkreiszeichen noch mit den ihnen zugeschriebenen zwölf Sternbildern. Doch heute gilt: Im Tierkreiszeichen „Widder" Geborene sind astronomisch gesehen im Sternbild der „Fische" zur Welt gekommen, und „Zwillinge" sind sternbildmäßig gesehen „Stiere". Deswegen unterscheiden „moderne" Astrologen zwischen Stern*bild* und Stern*zeichen*. Das ändert aber nichts an der Tatsache, dass die (symbolischen) Sternzeichen der „modernen Astrologen" Eigenschaften repräsentieren, die dem antiken Götterglauben zugeordnet sind. Es muss auch gefragt werden, weswegen ausgerechnet der Planet Venus – ein höllischer Himmelskörper mit einer Oberflächentemperatur von 500 Grad Celsius – mit Sanftheit und Schönheit, der Mars – der einzige erdähnliche Planet – mit Blut und Wildheit und der winzige Steinhaufen Pluto – heute gilt er den Astronomen nicht einmal mehr als Planet – mit der Unterwelt in Verbindung gebracht werden?

Wer sich die Mühe macht, Aussagen, Dogmen und

Basis und Hintergründe der Alternativmedizin 43

Prophezeiungen von „Spitzenastrologen" zu überprüfen, kann feststellen, dass nichts von all dem, was sie versprechen, zutrifft. Das gilt sowohl für die überprüften unzähligen Fehlprognosen der berühmten Astrologinnen Madame Etoile und Elizabeth Teissier als auch für die unterschiedlichen Behauptungen von anderen bekannten Astrologen wie etwa Gunter Sachs. Dessen Meinung, dass „im Stier Geborene häufiger als andere Menschen an Verkehrsunfällen beteiligt sind", ist längst widerlegt. Ebenso wie Michel Gauquelins Fantasie vom „Marseffekt". Er war davon überzeugt, „dass Spitzensportler vorwiegend im Mars geboren werden". Im Jahr 2003 überprüfte Geoffrey Dean – ein australischer Wissenschafter und ehemaliger Astrologe – 2000 Zwillinge, die alle im März 1958 innerhalb von wenigen Minuten zur Welt gekommen waren, in Bezug auf Charakter, Intelligenz, Sportlichkeit etc. In dieser Studie zeigte sich absolut kein Zusammenhang zwischen Geburtsort, Geburtstermin und geistigen oder körperlichen Faktoren oder individuellen Schicksalen.

Die scheinbare Treffsicherheit der Astrologen hat sehr viel mit vagen und geschickten Formulierungen, zweideutigen Aussagen und Plattitüden zu tun. Man spricht auch vom „Barnumeffekt". Dieser bezeichnet den Umstand, dass Menschen Beschreibungen ihrer Person akzeptieren, die vor allem aus vagen und vorteilhaften Formulierungen bestehen.

Dass der für Astrologen so bedeutende Zeitpunkt der Geburt für menschliche Charaktereigenschaften, Neigungen und Schicksale wichtiger sein soll als der Zeitpunkt der Konzeption, ist aus wissenschaftlicher Sicht völlig unsinnig.

Wenn es wirklich durch ein Horoskop zu bestimmende „günstige und ungünstige Zeitqualitäten" für jede Person in aller Welt gibt, dann müssten Fluggesellschaften konsequenterweise an bestimmten Tagen ihre Flugzeuge am Boden lassen, einzelnen Passagieren das Mitfliegen verbieten und Reisebüros mit Astrologen eng zusammenarbeiten, um ihre Kunden vor diversen Katastrophen, auch Naturkatastrophen wie dem Tsunami von 2004, zu bewahren. Dass sie es nicht tun, müsste in diesem Zusammenhang aus Sicht der Astrologie eine unverantwortliche Unterlassung sein!

Was bedeutet „ganzheitlich"?

Unsere Erfahrung setzt sich mehr aus verlorenen Illusionen zusammen als aus gewonnen Einsichten.
(Philibert-Joseph Roux)

Esoteriker heften sich die „ganzheitliche" Betrachtung des Menschen gerne exklusiv auf ihre Fahnen.

Für die etablierte Medizin, die sogenannte „Schulmedizin", bedeutet „ganzheitlich" die Erkenntnis, dass ein Krankheitssymptom viele zu berücksichtigende Ursachen haben kann.

Wenn beispielsweise ein Patient als Symptom seiner Erkrankung chronischen Hustenreiz angibt, wird ein verantwortungsvoller Arzt nicht nur das Symptom Husten über längere Zeiträume behandeln, sondern eine gründliche Durchuntersuchung des Patienten einleiten. Dazu gehören: Laboruntersuchungen, röntgenologische Abklärung und andere moderne Durchleuchtungsverfahren. Der Arzt wird aber ebenso berücksichtigen, dass Husten außerdem durch Allergien, Unverträglichkeiten von Medikamenten oder Nahrungsmitteln, physikalische und auch psychische Faktoren ausgelöst werden kann. Im schlimmsten Fall kann die Ursache des Hustens sogar eine schwer zu entdeckende beginnende Krebserkrankung sein. Ärzte, die all diese Faktoren berücksichtigen und nur nachweislich zuverlässige und wirksame diagnostische- und therapeutische Verfahren anwenden, handeln somit im Sinne von „ganzheitlich", und genau das wird auch während der medizinischen Ausbildung gelehrt.

Esoteriker aller Fraktionen verstehen hingegen „ganzheitlich" völlig anders. Für sie existiert, wie eingangs beschrieben, ein ganzheitlicher Zusammenhang zwischen „oben und unten" – Makrokosmos und Mikrokosmos – im Sinne von alles durchdringenden „göttlichen Kräfte". Synonyme für all die „göttlichen Kräfte/Energien" sind Begriffe wie Lebensenergie, Urideen, Ursubstanzen, Chi/Qi etc. Für Esoteriker ist oben und unten hierarchisch miteinander verbunden. Dabei glauben Esoteriker, in Anlehnung an die vier Säfte nach Hippokrates, an vier oder fünf Elemente und vier Konstitutionen.

Wenn Esoteriker also von „ganzheitlich" sprechen, dann vertreten sie dieses antike, teilweise mittelalterliche Weltbild, das wir auch in den Schriften Hahnemanns und den Vorstellungen seiner Nachfolger wiederfinden. Sie vertrauen auf unterschiedlichste überlieferte Therapiekonzepte, die lediglich auf der „Erfahrung der Alten" beruhen, aber bei kritischer wissenschaftlicher Überprüfung ad absurdum geführt werden.

Im Weltbild vieler Alternativmediziner spielen daher bis zum heutigen Tag uns längst bekannte Krankheitsfaktoren wie etwa das Vorhandensein von Bakterien, Viren oder Milben deswegen keine Rolle, weil für sie die Krankheitsursachen ganz woanders als in der „Schulmedizin", nämlich im „spirituellen Bereich" und der „Verstimmung der Lebenskraft" liegen (ein Gesundheitskonzept, das auf Christoph Wilhelm Hufeland und den Animismus zurückgeht).

Deswegen kennt zum Beispiel die Homöopathie keine eigenständigen Hauterkrankungen an, „denn Rötung und Juckreiz sind in ihrem Verständnis ja nur Ausdruck eines oder mehrerer kombinierter Miasmen, die nicht durch schulmedizinische Maßnahmen unterdrückt werden sollten".

Somit pachten Esoteriker den Ausdruck „ganzheitlich" für sich allein und werfen der etablierten Medizin vor, nicht im Ganzheitssinn zu wirken.

Totalitäre esoterische Pseudomedizin

In der Politikwissenschaft wird der totalitäre Staat als eine diktatorische, im Allgemeinen ideologisch ausgerichtete Herrschaftsform definiert, die in alle sozialen Verhältnisse hineinzuwirken strebt. In solch einer Diktatur finden wir immer einen Herrscher, der nicht selten wie ein Gott verehrt wird und der mit in strengen Hierarchien (die Rangordnung verläuft immer von oben nach unten) eingesetzten Helfern alles „ganzheitlich" beherrscht. In solch einem Staat gibt es keine Gewaltenteilung und keine Meinungsfreiheit. Dort gelten die der Öffentlichkeit offenbarten Vorstellungen des Herrschers, die man auch als Dogmen bezeichnen kann, als heilig. Diese Dogmen dürfen nie hinterfragt und kritisiert werden, und wer dies tut, wird diskriminiert, als Agent fremder Mächte verleumdet, verfolgt, mitunter sogar ausgelöscht. Diese Dogmen werden mit allen nur erdenklichen Mitteln verteidigt – manchmal auch mithilfe der Wissenschaft, die in der Regel eine Pseudowissenschaft ist wie etwa die Rassenideologie der Nazis.

Betrachtet man nun die pseudomedizinische Esoterikszene, erkennt man leicht auch hier das totalitäre Prinzip, das fast all diesen unterschiedlichen Gruppen gemeinsam ist. Besonders in den heute so populären alternativmedizinischen Verfahren – man denke unter anderem an Homöopathie, Bachblütentherapie oder Anthroposophie – finden wir derartige Totalitätsansprüche, dogmatische Vorstellungen, Wissenschaftsfeindlichkeit, ein Denken in Hierarchien und autoritäre Verhaltensweisen.

Sie alle haben einen obersten – lebendigen oder längst verstorbenen – Guru, dessen „Wahrheiten" bedingungslos und kritiklos akzeptiert und von Generation zu Generation unverfälscht weitergegeben werden: von Ursubstanzen und göttlichen Kräften, die alles in festgelegten Hierarchien von oben (Makrokosmos) bis unten (Mikrokosmos) durchdringen, von guten und bösen (manipulierbaren) schwingenden Lebensenergien und dem geistigen Wesen der Materie.

Um die göttlichen Erkenntnisse des Gurus dem heutigen Fußvolk schmackhaft zu machen, wird die Wissenschaft missbraucht (etwa durch Erfindung eines „Wassergedächtnisses"), und es werden auf propagandistische Weise geheime Sehnsüchte angesprochen (wie etwa der Traum von „sanfter", „ganzheitlicher", „nebenwirkungsfreier Medizin").

Das alles funktioniert noch viel besser, wenn es gleichzeitig gelingt, die Gegner und Kritiker des Gurus mundtot zu machen, sie als Agenten fremder Mächte zu verleumden (Schlagwort „böse Pharmaindustrie"). Zu den Feindbildern der medizinischen Esoteriker gehören aber nicht nur einzelne Kritiker, nein dazu zählt oftmals die gesamte „böse Schulmedizin", die nicht anerkennt, dass es auch etwas „Geheimnisvolles", „nicht Erklärbares" jenseits der Wissenschaft und wissenschaftlicher Beweisbarkeit gibt, eine „höhere Wahrheit, die von göttlicher Natur ist".

Um das Gedankengebäude des großen Führers und seiner Jünger zu verteidigen, wird jede Abweichung von der „wahren Lehre" vermieden, da die (berechtigte) Angst besteht, dass eine Aufweichung von Dogmen das fantastische Gesamtgebäude zum Einsturz bringen könnte. Dass totalitäre Regime für derartige medizinische Praktiken große Sympathie, ja Bewunderung hegen und hegten, ist daher nur logisch und konsequent. (Siehe dazu auch später das Kapitel „Ein Blick zurück: Donner und Blitz".)

Wer daher Aberglauben aller Art, Esoterik, Fundamentalismus, Totalitarismus, Wissenschaftsfeindlichkeit und das gewinnorientierte Ausnützen von Unwissen und menschlichen Schwächen ablehnt, sollte sich, wie ich meine, auch konsequent den Praktiken der (pseudo-)medizinischen Verführer und deren Unterstützer entgegenstellen.

Augen auf! Oder: Wie man Pseudomediziner erkennt

Landwirtschaft ist die größte Industrie,
Scharlatanerie die zweitgrößte.
(Alfred Nobel)

Vieles von dem, was uns auf dem freien Markt angeboten wird, ist in wohlklingende Worthülsen verpackt, schwimmt auf dem Trend der „Natürlichkeit", die uns allen so sympathisch ist, und verschleiert so die wahre Herkunft. Wie soll man sich als Laie hier zurechtfinden? Was kann man glauben?

Pseudomediziner versprechen stets, dass ihre „sanfte, ganzheitliche Heilkunst praktisch jede Erkrankung bessern oder heilen kann", wettern gegen die „böse Schulmedizin" und die „schädliche Chemie" – oft auch gegen Impfungen, Kaffee oder Tee. Sie bieten einfache Lösungen für schwierige Fragen an und glorifizieren die Natur. Dabei bagatellisieren sie jedoch häufig die vielen Gifte, die in der Natur vorkommen. Viele betreiben gerne (mittelalterliche) „Ausleitungsrituale" von Giften zwecks „Entschlackung" und lehnen häufig mit Scheinargumenten strenge wissenschaftliche Überprüfungen ihrer behaupteten Heilkünste ab. Klassiker sind Behauptungen wie etwa: „Mir genügen meine guten Erfahrungen" oder „Meine Methode lässt sich nicht mit Studien belegen". Häufig berufen sie sich aber auch auf von ihnen selbst angelegte Studien, die fast immer jeder Wissenschaftlichkeit entbehren, dafür jedoch stets die Wirksamkeit ihrer Methode „beweisen", und missbrauchen mit Vorliebe der modernen Naturwissenschaft entlehnte Begriffe. „Energie", „Feld", „Resonanz" oder „Frequenz", „Relativitätstheorie", „Quantentheorie", „Wassergedächtnis" sind häufig verwendete Schlagwörter, die auch gerne mit den Namen berühmter Wissenschafter verknüpft und für eigene Zwecke uminterpretiert werden.

Pseudomediziner behaupten außerdem, dass es möglich sei, bestimmte Körperbereiche – wie etwa Fußsohle, Iris, Zunge oder Ohr – einzelnen Organen zuzuordnen. Auf Basis dieser wissenschaftlich nie bewiesenen Annahmen stellen sie Diagnosen und reden Patienten ein, dass durch Stimulation mancher Körperareale – wie etwa durch Vaginal-Akupunktur oder Tragen von Schuheinlagen mit Noppen – Heilungen möglich sind. (Wir beschäftigen uns im Kapitel „Wie ein Würfelspiel – alternative Diagnostik" noch genauer damit, wie es in der Praxis tatsächlich zugeht.)

Ein weiteres Merkmal der Scheinmedizin ist es, wenn ihre Vertreter sich bei der Verschlimmerung von Symptomen auf die angeblich notwendige „Erstverschlimmerung" ausreden. Während für jeden verantwortungsbewussten Mediziner das Nichtansprechen auf eine bestimmte Therapie ein Alarmzeichen darstellt, lehnen sich alternative Heiler in so einem Fall zufrieden zurück und erklären, dass diese „notwendige Verschlimmerung der Beschwerden ein gutes Zeichen sei". Deswegen geschieht es immer wieder, dass durch solch eine unsinnige Behauptung wertvolle Zeit verloren geht und dringend erforderliche therapeutische Eingriffe nicht rechtzeitig durchgeführt werden können.

Esoteriker, Lobbyisten und Vertreiber esoterischer Produkte aller Schattierungen reagieren häufig beleidigt, manchmal sogar aggressiv auf Kritik und sehen überall Verschwörungen der Schulmediziner oder der Pharmaindustrie gegenüber ihren so menschenfreundlichen und sanften Diagnose- und Behandlungsmethoden.

Wie manche führenden deutschen Hersteller von homöopathischen Mitteln gegen unliebsame Kritiker vorgehen, sie im Internet an den Pranger stellen und anschwärzen, kann man auch in der „Süddeutschen Zeitung"[2] unter der Überschrift „Schmutzige Methoden der sanften Medizin" nachlesen. Dort wird der „Google-Pranger" beschrieben, der nach folgender Methode funktioniert: Man „kauft" sich einen Journalisten, der unliebsame Kritiker alternativmedizinischer Produkte namentlich in Internetartikeln oder anderen Beiträgen nennt. Der Name des „Sünders" wird in diesem Text möglichst oft genannt. Die Seite wird nun automatisch unter den oberen Treffern rangieren, wenn jemand nach der betreffenden Person sucht. Für Menschen wie etwa den Homöopathiekritiker Edzard Ernst, Professor für Alternativmedizin an der University of Exeter, dessen Glaubwürdigkeit in so einem Kapitel behandelt wird, ist dieser digitale Rufmord besonders unangenehm. Als Schlusssatz lesen wir: „Bei jedem herkömmlichen Pharmakonzern wäre dies ein Skandal. Doch die Zuckerkügelchenhersteller sehen darin kein Problem, sondern nur einen „konstruktiven Dialog".

Was Sie an diesen Ausführungen erkennen können, ist, dass der Kampf an der heilmedizinischen „Front" jedenfalls mit harten Bandagen ausgefochten wird. Es liegt in Ihrem ureigensten Interesse, die „Geheimsprache" der Pseudomediziner zu entschlüsseln und hinter die Kulissen eines höchst einnahmenwirksamen Theaters zu blicken. Geben Sie sich nicht mit oberflächlichen Auskünften und Begriffen zufrieden, mit denen Sie nichts anfangen können, sondern trachten Sie danach, den Dingen wirklich auf den Grund zu gehen – schließlich geht es um *Ihre* Gesundheit.

Lüge und Selbsttäuschung

Nichts ist leichter als Selbstbetrug,
denn was ein Mensch wahrhaben möchte,
hält er auch für wahr.
(Demosthenes)

Ob Lügen zur menschlichen Natur gehören und die Fähigkeit zur Lüge einen evolutionären Vorteil darstellt, darüber gehen die Meinungen der Gelehrten weit auseinander.
Lüge ist sehr oft eine bewusste, manchmal aber auch eine

unbewusste Abwendung von der Wirklichkeit, wobei das Lügen erst dann unentschuldbar wird, wenn man mit der Lüge ganz bewusst anderen Schaden zufügt.

Esoterisch-medizinische Praktiken sind in Europa beliebt wie nie zuvor – und dabei auch extrem profitabel. Das Flagschiff der esoterischen Medizin in Europa ist seit vielen Jahren die Homöopathie, wobei besonders in Deutschland und Frankreich homöopathische Arzneien immer häufiger angewandt werden.

Noch vor rund vierzig Jahren praktizierten lediglich 200 Homöopathen in Deutschland. Zurzeit sind laut der Deutschen Bundesärztekammer rund 7.000 Ärzte als Homöopathen tätig, und mehr als 60 Prozent aller Hausärzte bieten ihren Patienten alternative Diagnose- und Behandlungsmethoden aller Art an. Gleichzeitig stieg in Deutschland seit dem Jahr 2001 auch die Zahl der Heilpraktiker von 14.000 auf 32.000 an. Seit dem Inkrafttreten des neuen deutschen Arzneimittelgesetzes im Jahr 1978 gelten Homöopathie und Co. als „besondere Therapierichtung", deren angewendete Arzneien – anders als schulmedizinische Medikamente – keine Wirksamkeitsstudien benötigen und somit für jedermann leicht zu erwerben sind.

Nach den Gesetzen von Nachfrage und Angebot bieten immer mehr Hochschulen und Universitäten paramedizinische Lehrveranstaltungen an, und auch die Zahl der Lehrstühle für Paramedizin wächst ständig. Es überrascht daher nicht, dass einige Krankenkassen und gesetzliche Krankenversicherungen ihren Kunden alternative und rezeptfreie Arzneien bezahlen.

In ganz Europa verzeichnete die Homöopathie zwischen 1995 und 2005 ein Umsatzplus von 60 Prozent, und im Jahr 2009 lag laut eines Berichts des Magazins „Spiegel" mit dem Titel „Der große Schüttelfrust" der Umsatz mit

Homöopathika allein in Deutschland bei 400 Millionen Euro.

Im unendlich weiten Feld der finanziell so einträglichen Esoterik wird viel gelogen. Doch all diejenigen, die uns – ganz besonders dort, wo es um die Gesundheit geht – Unwahrheiten auftischen, als verwerfliche Lügner darzustellen, ist sicherlich falsch. Denn viele der Heiler und Ärzte, die sich der Scheinmedizin verschrieben haben, handeln aus Überzeugung. Auch sie sind Opfer von Aberglauben, manchmal sogar der eigenen Dummheit, des Wunschdenkens und vor allem des Selbstbetrugs. Doch Unwahrheit bleibt Unwahrheit, selbst dann, wenn die Behauptungen und Versprechungen vieler esoterischer Illusionisten nicht primär mit böser Absicht in die Welt gesetzt werden.

Anhänger dieser angeblich natürlichen, naturverbundenen, ganzheitlichen und nebenwirkungsfreien Therapieformen argumentieren oftmals sehr erfolgreich, dass es nicht darauf ankommt, wissenschaftliche Beweise für ihre Erfolge zu erbringen, weil ihre Behandlungsmethode „ganz eindeutig hilft", dabei der Schulmedizin sogar „überlegen" sein kann. Und sie behaupten auch lapidar: „Wer heilt, hat recht."

Ob diese Behauptungen wirklich zutreffen und inwieweit Glaube und Aberglaube esoterische Therapieverfahren verbinden, soll in diesem Buch untersucht werden. Dabei wird sich herausstellen, dass auch antike Zahlenmagie und Astrologie die homöopathische Lehre inspiriert haben.

Gründe, weswegen sich so viele Menschen für pseudomedizinische, esoterische Behandlungen begeistern – und auch von Esoterikern ausnützen lassen –, gibt es viele. Dazu zählen: überlieferter Aberglaube, Wunschdenken, Sehnsüchte nach sanfter, natürlicher, nebenwirkungsfreier Medizin bzw. nach einfachen Lösungen für komplizierte Probleme. Auch das Bedürfnis vieler Menschen nach Übernatürlichem und Magie sowie der menschliche Hang zur Selbsttäuschung kommen hier zum Tragen. All diesen bewussten und unbewussten Sehnsüchten kommt die geschickte Werbung der Esoterikindustrie sehr entgegen.

Daher fallen die gezielt eingesetzten Slogans der alternativmedizinischen Lobby auf sehr fruchtbaren Boden. Von „natürlich" (zurück zur Natur) ist ebenso die Rede wie von „sanfter, nebenwirkungsfreie Heilung". Schlagwörter wie „ganzheitlich", „individuelle Therapie", „uraltes Geheimwissen", „Erfahrung der Alten" oder exotische wie „indianisch" oder „hawaiianisch" klingen vertrauenswürdig und nach „etwas Gutem". (Siehe dazu auch das Kapitel „Werbung mit allen Mitteln".)

Doch wer bedingungslos, auch unkritisch an die „Erfahrung der Alten" glaubt, vergisst dabei, dass der Glaube der Alten an „eine Erde, die im Zentrum des Universums steht", an die „Erkenntnisse der Astrologie" oder die irrige Vorstellung des Hippokrates von Kos von den „vier Säften, deren Ungleichgewicht zur Krankheit führt" über Jahrhunderte hindurch als Wahrheit gesehen wurde und manchmal immer noch so gesehen wird.

Auch die weit verbreitete Unkenntnis von natürlichen Krankheitsverläufen oder des Placebophänomens tragen zusätzlich zur Verunsicherung der Patientinnen und Patienten bei. Denn Spontanheilungen – jeder grippale Infekt heilt, mit und ohne Therapie, innerhalb von sieben bis zehn Tagen ab – oder zyklische Verläufe von bestimmten Erkrankungen (mit Beschwerdefreiheit auch über längere Zeiträume) sind erfahrungsgemäß keine Seltenheit. So gesunden beispielsweise 80 Prozent aller an Neurodermitis erkrankten Kinder ohne Zutun der Ärzte mit der Pubertät ganz von allein. Derartige zeitweiligen Besserungen und selbst komplette Spontanheilungen, sogar bei gravierenden Erkrankungen, werden dann immer wieder fälschlicherweise mit esoterischen oder einfach unsinnigen Behandlungsritualen in Verbindung gebracht.

Dieser Trend zur Scheinmedizin wird nicht selten durch lange Wartezeiten in vielen Praxen und anderen frustrierenden Erfahrungen begünstigt. Denn manche Ärzte und Ärztinnen bringen – vor allem systembedingt – viel zu wenig Zeit für ihre Patienten auf, zeigen mitunter wenig Einfühlungsvermögen oder verfügen nur über mangelhafte Gesprächskultur. Allzu häufig werden leider – auch ohne zwingende Notwendigkeit – Antibiotika, Psychopharmaka, Cholesterinsenker (Statine), Gichtmittel oder Cortison verschrieben, denn es ist sicher nicht gerechtfertigt, jeden grippalen Infekt mit Antibiotika zu behandeln oder alte Menschen mit einem Medikamenten-Cocktail zu beglücken. In meiner langjährigen ärztlichen Tätigkeit habe ich auch immer wieder erlebt, dass alte Menschen, die mit bis zu zehn und mehr verschiedenen Medikamenten vollgepumpt waren, sich nach Entzug dieser nicht unbedingt lebensnotwendigen Pillen erstaunlich schnell erholten und ins Leben zurückkehrten.

Es wäre jedoch zu weit hergeholt – nur weil manche Ärzte ihren Beruf mangelhaft ausüben – die „Schulmedizin" zu verteufeln und sich ausschließlich in die Arme alternativmedizinischer Berater und vielleicht dubioser Behandlungen zu stürzen. Ich kann Ihnen nur raten, diese Zeit lieber in die Suche nach kompetenten Ärzten und Ärztinnen zu investieren, denen Ihre Gesundheit wirklich am Herzen liegt und die über eine fundierte praktische und wissenschaftliche Ausbildung verfügen.

Werbung mit allen Mitteln

*Die Werbung ist die Kunst,
auf den Kopf zu zielen und die Brieftasche zu treffen.*
(Vance Packard)

Wenn heute so viele Menschen auf alternativmedizinische Produkte zurückgreifen und dabei viel Geld für oftmals sinnlose Diagnose- und Behandlungsverfahren ausgeben, dann liegt das vor allem daran, dass die Werbung für scheinmedizinische Produkte auf Hochtouren läuft und diese äußerst geschickt präsentiert werden.

Die Werbung preist die oft sehr teuren scheinmedizinischen Produkte stets als „natürlich", „sanft" und „nebenwirkungsfrei" an. Man beruft sich auf die „Erfahrung der Alten" oder gibt sich den Anschein moderner Wissenschaftlichkeit. Häufig werden der Physik entlehnte Begriffe missbraucht. Tachyonen – bisher noch nie nachgewiesene Teilchen, die sich mit Überlichtgeschwindigkeit ausbreiten – und Quanten sind hier groß in Mode. Außerdem werden gezielt angeblich positive Studienergebnisse veröffentlicht, die den überwältigenden Erfolg alternativer Therapien beweisen sollen. Dass negative Studienergebnisse oder Nebenwirkungen und Risiken alternativer Produkte und Therapien immer verschwiegen werden, überrascht dabei nicht.

Der Trend zur Scheinmedizin wird sicherlich auch dadurch begünstigt, dass – anders als in den USA oder Großbritannien – deutsche und österreichische Ärzte nur selten darin geschult werden, Entscheidungen in einer konkreten Behandlungssituation kritisch zu hinterfragen und stärker wissenschaftlich zu denken. „Denn wer bei der Schulmedizin nicht hinterfragt, tut es auch nicht bei der Homöopathie", meint dazu Jürgen Windeler, der Leiter des deutschen Instituts für Qualität und Wirtschaftlichkeit im Gesundheitswesen.

Obskure Anbieter esoterischer Produkte und Therapie-Gurus werden in diversen Printmedien oft als Vorkämpfer einer angeblich neuen Medizin vorgestellt, wobei nicht vergessen wird darauf hinzuweisen, dass diese von der bösen Schulmedizin und der Pharmaindustrie verfolgt werden, also als Märtyrer angesehen werden sollten. Geworben wird außerdem gerne mit Prominenten, die von einer bestimmten Methode schwärmen, die ihnen unerwartete Heilung von einer schweren Krankheit brachte, und sich darüber hellauf begeistert äußern.

Auch das System der „Ausbildung" in alternativen Methoden sorgt für ihre Verbreitung. Meist sind Anbieter in Vereinigungen organisiert, die Ausbildungsseminare organisieren. Absolventen dieser Kurse entdecken bald, dass sich durch solche Ausbildungskurse oft mehr Geld machen lässt als durch die Anwendung der bestimmten erlernten Methode selbst: Es entsteht ein „Schneeballsystem", in dem sich das „Wissen" über eine Methode rasch verbreitet. So ist zum Beispiel die Kinesiologie innerhalb von nur 25 Jahren von einem ursprünglich im deutschen Sprachraum kaum bekannten Verfahren zu einem Modetrend geworden: Kaum eine Buchhandlung, die nicht einige Ratgeber zu kinesiologischen Lernhilfen, die sich „Brain-Gym" oder „Three in One" nennen, in der Auslage präsentiert. Und sogar in die Lehrerausbildung haben diese Methoden Eingang gefunden. Es existiert heute kaum noch ein Ort – auch weitab von Großstädten – wo es nicht eine kinesiologische Praxis gibt. Denn die Methode – sie setzt keinerlei medizinische oder psychologische Ausbildung voraus – ist simpel und leicht erlernbar.

Auch auf universitärer Ebene funktioniert dieses Marketing für pseudomedizinische Behandlungsverfahren sehr gut. So hat sich etwa vor einigen Jahren in Wien die „StudentInneninitiative Homöopathie" gegründet und bei Verhandlungen durchgesetzt, dass an der medizinischen Universität Wien und Innsbruck Wahlvorlesungen über dieses Placeboverfahren angeboten werden. Es überrascht daher auch nicht, dass immer mehr Universitäten in Mitteleuropa solche wohlfeilen Programme annehmen.

Ein Beispiel unter vielen: Am „Institut für transkulturelle Gesundheitswissenschaften" (IntraG) der Europa-Universität Viadrina in Frankfurt an der Oder – die sich laut dem dort leitenden Professor Harald Walach als „Speerspitze der Aufklärung" sieht – stehen esoterische Therapien auf dem Lehrplan, und Schlüsselpositionen sind mit hochrangigen Vertretern der Homöopathie und Anthroposophie-Lobby besetzt. Professor Walach, dessen Stiftungsprofessur von einer bekannten Homöopathiefirma subventioniert wird, ist auch dafür bekannt, dass er Berater einer niederländischen Firma war, die in Afrika ein homöopathisches Mittel gegen Aids testen wollte[3]. Dass an diesem Institut Astrologen, ein Autor eines Lehrbuchs für eine systematische Roulettestrategie und Reinkarnationsforscher Vorlesungen halten, erinnert an Hogwarts, wo bekanntlich Harry Potter seine Ausbildung zum Zauberer erhielt.

Dort, wo das Interesse der Esoterikindustrie beginnt und der Verstand aussetzt, haben auch Lobbyvereine wie die Veronika-Carstens-Stiftung leichtes Spiel. Die Stiftung fördert Homöopathie an deutschen Universitäten mit rund 1,5 Millionen Euro jährlich, wobei sie allen medizinischen Fakultäten finanzielle Hilfe zusagt, wenn diese sich bereit erklären, Homöopathie als Wahlpflichtfach für Studenten anzubieten.

Am Trend „vorwärts ins Mittelalter" ist auch die Politik nicht ganz unschuldig. Deutsche und österreichische Politiker aller Schattierungen unterstützen verbal, manchmal mit

Steuermitteln, ganz offen und völlig unkritisch die alternativmedizinische Szene. So verlangt etwa die grüne deutsche Gesundheitspolitikerin Biggi Bender, dass Homöopathie, Anthroposophie und Akupunktur gleichberechtigt in der medizinischen Versorgung berücksichtigt werden.

Energetisches Wasser oder: Hat Wasser ein Gedächtnis?

Stille Wasser sind tief.
(Sprichwort)

Im Rahmen der gesamten Esoterik und esoterischer Pseudowissenschaften ist es üblich, dem Wasser magische, geheimnisvolle Kräfte zuzuschreiben. Dass „Wasser ein Gedächtnis besitzt", ist für Esoteriker völlig klar. Sie meinen, dass Wasser nach Kontakt mit bestimmten Substanzen Eigenschaftsänderungen erfahre, die nach Entfernen der Substanz bestehen bleiben. Als Träger dieser Eigenschaftsänderungen postulieren sie durch Wasserbrücken gebildete Cluster. Auch Anhänger der Homöopathie führen die „immense Wirksamkeit" ihrer Hochpotenzen auf das „Wassergedächtnis" zurück.

In Publikationen der Betreiber von „energetischem Wasser" finden wir – nach altbekannten Schemata diverser Esoteriker – hochtrabende Heilsversprechen, kombiniert mit pseudowissenschaftlichem Kauderwelsch. Da ist die Rede von „Biophotonen", „Urkraft des Wassers", „Quanten", „Implosion", „Magnetismustransfer", „Wassergedächtnis" etc. Gerne werden auch Fotos veröffentlicht, die den „Beweis" erbringen sollen, dass „lebendiges Wasser" im Elektronenmikroskop ein völlig anders Muster zeigt als „totes und schädliches Wasser".

Betreiber des „Wunderwassers" versprechen der staunenden Öffentlichkeit neben verbessertem Wassergeschmack auch Hilfe bei allerlei Beschwerden und Erkrankungen. Genannt werden unter anderem Magen-Darm-Erkrankungen, Herpes, Rheuma, Neurodermitis, Akne, Asthma, Depression, Schlafstörungen und Erschöpfung, ja sogar Krebs. In einem Atemzug wird auch behauptet, dass „lebendiges Wasser" imstande sei, den Pflanzenwuchs zu beschleunigen, die Chlorierung im Badewasser reduzieren und den Waschmittelverbrauch senken könne. Zahlreiche Hotels werben sogar damit, dass in ihren Wasserleitungen nur noch energetisiertes Wasser fließt, und in manchen Restaurants und Kaffeehäusern zahlt der Gast extra für den Genuss dieses Wunderwassers. Auch immer mehr Bäcker – selbst Kaufhäuser, die von ihnen beliefert werden – und Friseurinstitute locken Kunden an, indem sie mit dem ausschließlichen Gebrauch von „lebendigem Wasser" werben. In den letzten Jahren werden außerdem in vielen Ein- und Mehrfamilienhäusern „Wasserwiederbelebungsgeräte" um teures Geld eingebaut.

Dabei ist das Prinzip der „Wasserwiederbelebung" denkbar einfach: In einem kleinen metallenen Kästchen befinden sich Kammern, die mit „lebendigem Wasser" gefüllt sind. Wenn nun „totes Leitungswasser" durch den „Wasserbeleber" fließt, ist das „energetische Wasser" in der Lage, seine „Information" auf das „tote Wasser" zu übertragen, in Schwingungen zu versetzen und wiederzubeleben.

Wasser besteht aus Molekülaggregaten von drei bis vier Molekülen. Diese Moleküle lösen und verbinden sich unaufhörlich und sehr schnell zu immer neuen Strukturen, und zwar in Bruchteilen von Milliardstelsekunden. Dieses Tempo kann eine „Erinnerung" oder gar eine Informationsübertragung gar nicht zulassen. Ein Wassergedächtnis würde im übrigen gegen die Homöopathie sprechen, da sich das Wasser dann an alle bekannten und uns allen – auch den Homöopathen – unbekannte Stoffe, mit denen es in der Vergangenheit in Berührung gekommen ist (bis hin zum Dinosaurierkot) erinnern müsste. Wieso sollte sich das Wasser lediglich an die „Urtinktur" erinnern?

Wie bei vielen anderen pseudomedizinischen Heilsversprechen – die sogar mit „Krebsheilungen" werben – existieren keine objektivierbaren Studien zur Wirksamkeit des „lebendigen Wassers". Das zeigen auch die Untersuchungen der Technischen Universität in Graz von 2004, die mit sieben unterschiedlichen Methoden Granderwasser mit einfachem Leitungswasser verglichen und dabei keinen signifikanten Unterschied feststellen konnten. Diese Diplomarbeit, die im Auftrag der Firma IPF erstellt wurde, wurde auf Betreiben der Firma der Öffentlichkeit fünf Jahre lang vorenthalten. Zur Wirkungslosigkeit von „Wasserbelebungsgeräten" existieren auch einige Studien, die auf der Website mit der Url http://homepage.univie.ac.at/erich.eder/wasser zu finden sind.

Auch die vorgelegten „Molekular-Fotografien" von wunderschönen sternförmigen Strukturelementen – sogenannten Cluster-Formationen –, die seit Jahren zum Nachweis des „Wassergedächtnisses" präsentiert werden, entsprechen meistens Abbildungen von Eiskristallen und Schneeflocken, und ein Mensch, in dessen Blut derartige Figuren fotografiert wurden, lag mit Sicherheit schon längere Zeit im Tiefkühlschrank eines pathologischen Instituts. Wie das „Magnetisierungsverfahren" zur angeblichen Wassergenesung genau abläuft, wird aus verständlichen Gründen als „Betriebsgeheimnis" streng gehütet.

All diese Kritikpunkte gelten auch für das in Österreich so beliebte Granderwasser, dessen im Jahr 2012 verstorbener Erfinder Johann Grander sich direkt auf Jesus berief und mit Vorliebe Kritiker seiner Methoden gerichtlich verfolgte. So wurde zum Beispiel der Granderwasser-Kritiker und Biologe Dr. Erich Eder vor Gericht gezerrt, gewann aber den Prozess gegen die Firma Grander. Nach Urteil des Oberlandesgerichts Wien von 2006 darf Dr. Eder das Granderwasser weiterhin als wissenschaftlichen Humbug bezeichnen.

Quantenmagie

> *Wenn es bei dieser verdammten*
> *Quantenspringerei bleiben soll,*
> *so bedauere ich, mich mit der Quantentheorie*
> *überhaupt befasst zu haben.*
> *(Erwin Schrödinger)*

Mit der Quantentheorie erklären Physiker, wie Atome miteinander umgehen und das manchmal eigenartige Verhalten von kleinsten Materieteilchen – den Quanten. Besonders fasziniert sind Esoteriker von den Arbeiten des bekannten österreichischen Physikers Professor Anton Zeilinger dem es gelang, zwei Photonen so miteinander zu verbinden, dass ihr Zustand immer identisch ist. Die Wissenschaft spricht von „Verschränkung". Das bedeutet, dass zwei Photonen selbst über große Entfernungen imstande sind, ohne die geringste Zeitverzögerung Informationen miteinander auszutauschen, also scheinbar mit Überlichtgeschwindigkeit – ein Umstand, der den Erkenntnissen der klassischen Physik widerspricht. Doch wie auch immer das Phänomen der „Verschränkung" erklärt wird – oder es zu erklären versucht wird: Es zeigt sich, dass derartige „Verschränkungen" zweier Photonen nur für Bruchteile von Sekunden aufrechterhalten werden können.

Esoteriker lieben Tachyonen und Quanten, die für jede nur erdenkliche pseudomedizinische Scharlatanerie herhalten müssen. Diese Aussage gilt auch für die in letzter Zeit so viel gepriesene „Quantenmedizin", deren Vertreter – ohne die geringsten Beweise für den Wahrheitsgehalt ihrer Behauptungen zu erbringen – davon ausgehen, dass man mit der Quantenphysik auch Phänomene erklären kann, die gegen die bekannten Grundregeln der etablierten Wissenschaft verstoßen. Der Begriff „Quant" im Zusammenhang mit Medizin soll pseudowissenschaftlich eine Beziehung zur komplizierten Quantenphysik herstellen und damit Seriosität vorgaukeln.

Esoterisch tätige Heiler und Mediziner beziehen sich in ihren pseudowissenschaftlichen Erklärungsversuchen mit Vorliebe auf die Quantenphysik und verwenden in ihren populärwissenschaftlichen Veröffentlichungen absurde, doch wohlklingende Wortschöpfungen wie „Quantenresonanz", „Quantenlogik", „Quantenkohärenz" oder „Quantronik". Esoteriker aller Fraktionen erklären die „verblüffenden" Erfolge diverser esoterischer Therapieverfahren zum Beispiel durch Homöopathie, TCM, Akupunktur, Bioresonanz, Kinesiologie oder Geistheilungen mit der Quantenphysik. Dabei zitieren sie immer wieder als Kronzeugen für ihre Behauptungen den österreichischen Physiker Anton Zeilinger. Doch wie steht Professor Zeilinger selbst zur Homöopathie? Er sagt: „Dass ein Bezug zwischen meiner Arbeit und der Homöopathie hergestellt wird, ist wissenschaftlich unbegründet, und ich bedauere sehr, dass mein Name damit in Verbindung gebracht wird." Dann setzt er fort: „Dafür, dass ein Wirkstoff Informationen in einer Lösung hinterlässt, in der er selbst nicht mehr enthalten ist, gibt es keinerlei wissenschaftliche Beweise; Homöopathie ist in meinen Augen ein reiner Placeboeffekt." Und zur „Quantenmedizin" sagt der Professor: „Das ist ein schwammiger, spekulativer Begriff, nicht die Bezeichnung eines wissenschaftlichen Gebietes".[4]

Wer heilt, hat recht?

*Wohl demjenigen, der gesund ist und
keiner Medizin bedarf.
(Heinrich Heine)*

Wenn ich mich am Abend kalt dusche und es am nächsten Morgen regnet, sehe ich keinen Zusammenhang zwischen dem Duschen und der Wetterlage. Wenn ich hingegen abends Bachblüten-Tropfen einnehme und am nächsten Tag weniger nervös bin, soll plötzlich zweifelsfrei das eine für das andere ursächlich sein. Die meisten Menschen würden derartige Zusammenhänge ausschließen, doch wenn es um die Segnungen der Alternativmedizin geht, scheint in vielen Fällen plötzlich alles ganz anders zu sein.

„Wer heilt, hat recht." Diesen Satz hört man bei Diskussionen mit alternativmedizinischen Heilern, Bekannten und Patienten immer wieder, und selbst diejenigen, denen klar ist, dass alternativmedizinische Verfahren wie etwa die Homöopathie nur Placebos sind, sagen: „Was spricht denn dagegen, Homöopathie einzusetzen, wenn sich dabei der Placeboeffekt segensreich auswirkt?"

„Wer heilt, hat recht": Dieser Logik folgt die Praxis des „Binnenkonsenses", dank derer sich Scheinmediziner selbst ihr Gütesiegel verleihen. Mit dieser Argumentation dürfen Scheinmediziner, anders als seriöse Mediziner und selbst bei Ausübung der abenteuerlichsten „Therapieverfahren", entscheiden, welche Therapien wirken und welche nicht. Somit dürfen sie ganz legal Behandlungsverfahren anwenden, deren Wirkungen und Nebenwirkungen sowohl bei Kindern als auch bei Erwachsenen nicht ernsthaft geprüft, also nicht durch wissenschaftliche Studien belegt sind.

Für medizinische Esoteriker aller Art ist das immer eine Win-Win-Situation: Denn wenn es Patienten trotz alternativer Therapie schlecht geht, redet man sich auf die „notwendige" Erstverschlimmerung aus, bei Krankheiten, die immer von selbst auf Dauer abheilen oder zeitweilig – also zyklisch – abklingen, beansprucht man den „Erfolg" für sich. Eingebildete Krankheiten sind, wie wir wissen, mit Scheintherapien meistens günstig zu beeinflussen und somit eine Domäne der Scheinmedizin, und stirbt ein Patient, dann ist immer die „Vergiftung" durch die Schulmedizin schuld.

Das Komplizierte an der Medizin ist, dass Zusammenhänge zwischen der Einnahme eines bestimmten Medikaments und der Abheilung einer Krankheit nicht leicht nachweisbar sind. Deswegen sind teure und langwierige Studien mit einem großen Patientenkollektiv erforderlich, um derartige Wechselwirkungen beweisen zu können. Wer also leichtfertig die Phrase „Wer heilt, hat recht" verwendet, einfach um einen Beweis für die Wirksamkeit eines alternativen Therapieverfahrens zu suggerieren, der argumentiert falsch und verwechselt – bewusst oder unbewusst – Placebo mit Medizin, die nach wissenschaftlichen Kriterien beweisbar weit besser wirkt als jede Scheinmedizin. (Siehe dazu auch die Kapitel „Placebo- und Noceboeffekte" und „Nicht zu trennen: Medizin und Wissenschaft".)

Es darf jedoch nie vergessen werden, dass selbst scheinbar harmlose Symptome Ausdruck einer ernsten und gefährlichen Erkrankung sein können, die nur dann eine Chance auf Ausheilung hat, wenn frühzeitig eine wirksame Behandlung angeboten wird.

Denn Husten oder Verstopfung sind zwar meistens nur vorübergehend unangenehm, doch sie können erste Warnzeichen für eine bösartige Erkrankung wie etwa Lungen- oder Darmkrebs sein. Werden aber nur Symptome, wie es die Homöopathie immer tut, über längere Zeiträume behandelt, und wird die Erstverschlimmerung stets als ein „gutes Zeichen" angesehen, dann geht wertvolle Zeit verloren und die Chance, zum Beispiel eine Krebserkrankung zu besiegen, wird wegen dieser Zeitverschwendung zunehmend geringer.

Es kommt auch immer wieder vor, dass Antibiotika, besonders bei Kindern, aufgrund der übertriebenen Angst der Eltern vor möglichen Nebenwirkungen der Medikamente und wegen der negativen Einstellung vieler Heiler zur „schädlichen Schulmedizin" viel zu spät zum Einsatz kommen. Ein typisches Beispiel für derartige schwerwiegenden Versäumnisse ist die eitrige Mittelohrentzündung, bei der nur der rechtzeitige Einsatz von Antibiotika Kinder vor ernsten Folgeschäden der Infektion bewahren kann.

Erschwerend kommt hinzu, dass Patientinnen und Patienten von alternativen Heilerinnen und Heilern häufig gegen die „böse und schädliche" Chemie- und Schulmedizin indoktriniert werden. Das kann so weit führen, dass Eltern ihre Kinder selbst gegen lebensgefährliche Erkrankungen wie Kinderlähmung oder Masern nicht mehr impfen lassen oder Kinder mit schwerer Pollenallergie einer rechtzeitigen und wirksamen Therapie entziehen, mit der Folge, dass diese Kinder deswegen Asthma entwickeln.

Wenn alternative Heiler davon sprechen, dass ihre Methoden Krankheiten heilen („wer heilt, hat immer recht"), dann müssen derartige Aussagen stets kritisch hinterfragt werden. Denn wer Heilung verspricht, muss auch den Beweis dafür antreten, dass seine Versprechen der Wahrheit entsprechen.

# Die Welt der Esoterik: ein Überblick

Viele Vorstellungen des archaischen Weltbildes finden sich in der Alternativmedizin wieder. Was praktisch alle esoterischen Diagnose- und Therapiesysteme gemeinsam haben, soll im Folgenden im Überblick zusammengefasst werden.

In der gesamten Esoterik spielen das Göttliche, astrologische Vorstellungen (senkrechtes Weltbild/wie oben, so unten/die Macht der fünf bis zehn Planeten), die vier bis fünf Elemente, obskure Energien, therapeutischer Einsatz von Schwermetallen und gemeinsame heilige Zahlen eine zentrale Rolle.

Ecksteine der Esoterik	Kabbala	Numerologie	Astrologie
A. Das Göttliche			
Das „Oben"	Urgrund = En Sof	Urprinzip Sonne = göttliche Zahl 3 (= Trinität)	Planeten und deren göttlichen Eigenschaften (z.B. Gott Mars, Urprinzip Mars/ Analogie im senkrechten Weltbild: Blut, Farbe rot, Hitze, Blutgefäße)
B. Das senkrechte Weltbild			
Senkrechtes Weltbild: Alles ist miteinander verbunden/wie oben, so unten/ Makro- und Mikrokosmos (Hermes Trismegistos)	Mars, Jupiter, Saturn und andere (göttliche) Planeten mit ihren Organ-Verbindungen		
C. Elemente			
4–5 Elemente (Grundelemente der Natur und Schöpfung)	4–5 Elemente Zuordnung der Elemente zu den Sternzeichen		
D. Heilige Zahlen der Esoterik			
Zahl 12	12 Stämme	12 Jünger 12 heilige Edelsteine 12 Tore des himmlischen Jerusalem 12-Götter-Kollegium	12 Tierkreiszeichen 12 Häuser

Homöopathie	TCM/Akupunktur	Ayurveda	Anthroposophie
Uridee, Urgrund, geistiges Wesen der Ursubstanz (siehe: „Das Weltbild Hahnemanns"), senkrechtes Weltbild, Lebenskraft auch Grundprinzip von Reiki, Feng Shui, Geistheilung und Scientology)	Göttliche, universelle Energie (Chi), die in den Meridianen fließt, Lebenskraft	Uridee/Ursubstanz	
Heilung verläuft von oben nach unten. Beispiel: die Anwendung der Marspflanze Belladonna bei heftigen, feurigen Entzündungen, vor allem mit rotem Kopf einhergehend	Feuer oben, Wasser unten		senkrechtes Weltbild Beziehungen zu Planeten und deren Metallen
Konstitutionen	4–5 Elemente	4–5 Elemente	4 Ebenen
2 Modalitäten	12 Tierkreiszeichen		12 Sternbilder 12 Sinne des Rudolf Steiner

Basis und Hintergründe der Alternativmedizin

Ecksteine der Esoterik	Kabbala	Numerologie	Astrologie
Zahl 10	10 = Jahwes Zahl 10 Gebote	10 Gebote 10 Finger 10 Planeten 10 biblische Plagen und die Zahl 10 Gott Marduks	10 Planeten
Zahl 5	5 Planeten 5-zackiges Pentagramm 5 Elemente 5 Sinne	5 Planeten (mit Sonne und Mond sind es 7), 5-zackiges Pentagramm	
Zahl 4	4 Erzengel 4 Elemente	4 Paradiesflüsse 4 Himmelsrichtungen 4 Evangelien 4 Erzengel	4 Quadranten d Horoskops
E. Planeten		5, 7 oder 10 Planeten je nach Zählart, wobei Mond und Sonne als Planeten mit ihren göttlichen Kräften gelten. Spirituelle Bedeutung der Planeten als Himmelsrepräsentanten, sie differenzieren sich in den Tierkreiszeichen, ihre Eigenschaften manifestieren sich im Mikrokosmos (Erde/ Mensch/ Organe und Pflanzen)	5, 7 oder 10 Planeten je nach Zählart, wobei Mond und Sonne als Planeten mit ihren göttlichen Kräften gelten. Spirituelle Bedeutung der Planeten als Himmelrepräsentanten, sie differenzieren sich in den Tierkreiszeichen, ihre Eigenschaften manifestieren sich im Mikrokosmos (Erde/ Mensch/Organe und Pflanzen)

Homöopathie	TCM/Akupunktur	Ayurveda	Anthroposophie
10 Organ- und Emotionshierarchien 10 Verschüttelungsschritte beim Potenzieren	10 Götter 10 Himmelsstämme	10 Kosmos (Die höheren Stufen der Zahl 10 (100, 1000 ...) sind Grundlagen der hinduistischen Kosmologie)	Zahl der Vollkommenheit 10 regionale Zentren der Anthroposophie in Deutschland
Dosiseinheit 5 (bei der Einnahme von Globuli)	5 Planeten 5 Elemente 5 Organe 5 Jahreszeiten 5 Geschmacksrichtungen und 5 Wandlungsphasen	5 Elemente	5 als Zahl des Bösen
4 Säfte 4 Konstitutionen 4 Grundqualitäten	4 Meere 4 als Unglückszahl in China	4 Veden	4 Wesensglieder 4 Temperamente 4 Säfte und 4 Konstitutionen 4 Organ-Ebenen
Direkte Verbindung zwischen den göttlichen Planeten und irdischen Pflanzen (siehe: Mars- und Saturnpflanzen)	Planeten/Element Feuer, entspricht der Farbe Rot und dem Blut (Gott Mars)	Planeten und ihr Bezug zu Edelsteinen und Metallen, auch Farben	Planeten-Metalle, gesundheitliche Bedeutung der Mondphasen

Ecksteine der Esoterik	Kabbala	Numerologie	Astrologie

F. Obskure Energien

Schwingungen, Informationsübertragung, Lösen von energetischen Blockaden		Zeitqualitäten

G. Schwermetall-Anwendungen

Therapeutische Anwendungen von diversen Schwermetallen mit Planetenbezug (Blei und Saturn, Quecksilber und Merkur, Gold und Sonne etc.) sind fixe Bestandteile der Homöopathie, Anthroposophie, TCM und Ayurveda-Medizin

Homöopathie	TCM/Akupunktur	Ayurveda	Anthroposophie
Informationsübertragung, durch Schütteln und Verdünnen (Potenzieren/Dynamisieren), Lebensenergie	Lebensenergie = Chi fließt in Meridianen	Doshas/7 Energiezentren	Geistwesen, Reinkarnation, Engel

Placebo- und Noceboeffekte

> *„Das Leben ist wie eine Schachtel Pralinen –
> man weiß nie, was man kriegt."*
> *(aus dem Film Forrest Gump)*

Der Ausdruck „Placebo" kommt aus dem Lateinischen und bedeutet: „Ich werde gefallen" oder „Ich werde nützen". Placebos sind scheinmedizinische Leerpräparate – Scheinmedikamente – mit harmlosen Inhaltsstoffen (zum Beispiel Milchzucker, Stärke oder Kochsalz). Sie entsprechen aber in Aussehen, Geruch, Geschmack und Farbe einem echten Medikament.

Auch Scheininterventionen (zum Beispiel Scheinoperationen und Scheinakupunktur) werden im erweiterten Sinn als Placebo bezeichnet.

Placeboeffekte nach Gabe eines Scheinmedikaments sind positive, oftmals auch objektiv nachweisbare Veränderungen des subjektiven Wohlbefindens eines Patienten, dem nicht bewusst ist, dass er nur eine Scheinmedikation erhalten hat.

Die oftmals positive Wirkung eines Placebos, selbst bei Kindern und Tieren, ist längst unumstritten und wurde in verschiedensten Studien belegt.

Bemerkenswert ist die Tatsache, dass äußere Merkmale bei der Verordnung von Placebos eine große Rolle spielen, wie Studien zeigen. So erzielen sehr kleine und sehr große Tabletten bessere Effekte als mittelgroße. Rote Tabletten „helfen" oft besser als weiße, und ein gespritztes Placebo „wirkt" stärker als eine verabreichte Kapsel oder Tablette, besonders dann, wenn die Injektion von einem Arzt im weißen Mantel verabreicht wird. Kapseln haben außerdem einen besseren Einfluss als Tabletten oder Tropfen. Auch der Preis des Placebos hat einen Einfluss auf die Wirksamkeit: Je teurerer das Placebo, desto stärker seine Wirkung. Der unspezifische Therapieeffekt eines Placebos kann sogar noch verstärkt werden, wenn der Heiler selbst an die Heilwirkung glaubt und sich so dementsprechend suggestiv verhält. Placebos erzielten in verschiedenen klassischen Studien bei Leiden aller Art wie Migräne, Schlafstörungen, Angina pectoris und Asthmaanfällen Beschwerdefreiheit in durchschnittlich 30 Prozent der Fälle.

Mit anderen Worten: Placebo ist nicht gleich Placebo. Das zeigte sich auch deutlich bei einer Schmerzstudie, veröffentlicht im „The Lancet" 2006[5], wobei sowohl eine Scheinakupunktur an Nichtakupunkturpunkten (also ein Placebo, das mit einem eindrucksvollen Ritual verbunden ist), wie auch eine klassische chinesische Akupunktur etwas bessere Wirkung zeigten als gegen Schmerzen verabreichte Placebo-Tabletten. (Siehe auch im Kapitel „Akupunktur und Traditionelle Chinesische Medizin – Gesundheit zwischen Yin und Yang".)

Placebo-Effekte sind nicht nur eingebildete, subjektive Empfindungen, sondern haben ganz reale, nachweisbare neurophysiologische Korrelate.[6] Es handelt sich dabei um einen Therapieeffekt, der nicht durch einen speziellen Wirkstoff ausgelöst wird, sondern durch Wirkung auf die Psyche (hier spielen Zuwendung, medizinische Rituale, Hoffnung und Vertrauen wesentliche Rollen) und die darauf folgende Freisetzung von körpereigenen Peptiden mit morphinähnlicher Wirkung und von Neuromodulatoren (Botenstoffen, die Informationen von einer Nervenzelle zur anderen über Kontaktstellen der Nervenzelle weitergeben) bzw. Neurotransmittern (chemische Substanzen, die die Arbeitsweise des Nervensystems beeinflussen). Trotzdem muss klar gesagt werden, dass Placebo-Gaben zwar manchmal Symptome beseitigen, Patienten und deren Angehörige beruhigen, aber Krankheiten nicht heilen können.

Placebos sind auch unerlässlich bei wissenschaftlichen Doppelblindstudien, bei denen echte Medikamente mit dem Scheinmedikament verglichen werden. (Siehe dazu auch das Kapitel „Nicht zu trennen: Medizin und Wissenschaft"). Ein Arzneimittel ist nur dann kein Placebo, wenn es imstande ist, eine pharmakologisch spezifische, in seriösen wissenschaftlichen Studien nachweisbare und beabsichtigte Heilwirkung zu erzielen.

Scheinbehandlungen – und hier benötigt man nicht unbedingt überteuerte homöopathische Globuli – wirken nachweislich auch bei Kleinkindern und Tieren, denn beide reagieren intuitiv auf Zuwendung, Aufmerksamkeit und auf das erwartungsvolle Vertrauen der Bezugspersonen. Dass Kinder sogar stärker auf Placebos reagieren als Erwachsene, haben Forscher bereits in den 1980er-Jahren herausgefunden.[7]

Placebos dürfen selbstverständlich nie eingesetzt werden, wenn der Patient an einer ernsten Erkrankung leidet beziehungsweise dann, wenn für ernsthafte Krankheiten bereits genügend erprobte Standardtherapien zur Verfügung stehen. Placebos werden jedoch manchmal von Ärzten bewusst und gezielt eingesetzt, wenn der Arzt davon überzeugt ist, dass der Patient – das gilt besonders für ängstliche Patienten und deren Angehörige – in Hinblick auf seine Beschwerden kein echtes Medikament benötigt. Eine derartige Handlung ist im Einzelfall ethisch vertretbar, wenn auch nicht ganz unproblematisch. Denn Placebos (wie etwa homöopathische Globuli) wirken dann am besten, wenn beide Teile, sowohl der Arzt als auch der Patient, an Homöopathie glauben. Sie sind aber bei skeptischen Personen weit weniger wirksam. An dieser Stelle darf außerdem die Frage gestellt werden, ob es denn überhaupt für Ärzte zulässig ist, Placebos zu verschreiben. Die Antwort lautet: Unter der Voraussetzung, dass Mediziner Scheinmedikamente ganz bewusst nur für völlig harmlose Erkrankungen (die mit und ohne zusätzliche Therapie von selbst ausheilen) verschreiben und sie dabei nicht unwissenschaftlichen Unsinn und esoterische Dogmen vertreten, spricht nichts dagegen, dass sie im Einzelfall (möglichst kostengünstige) Placebos verordnen.

Vorsicht ist deshalb geboten, weil Placebos nicht nur erwünschte Reaktionen erzeugen, sondern auch unerwünschte Nebeneffekte wie Magen-Darm-Beschwerden, Kopfschmerzen, Müdigkeit, Depression oder Erregung auslösen können.

Placebos funktionieren außerdem in zwei Richtungen: Denn es ist seit Langem bekannt und ebenfalls experimentell bewiesen, dass negative Erwartungen eines Patienten unerwünschte Nebenwirkungen auslösen können. Wenn Erwartungen zu Schmerzen oder anderen Symptomen führen, spricht man von einem Nocebo-Effekt. Er ist quasi der „böse Bruder" des Placebo-Effekts. (Siehe dazu auch im Kapitel „Wie entstand die Homöopathie?".)

Weitere Informationen zur Rolle von Fehldiagnosen, zu unzureichender Dokumentation von Krankheitsverläufen, fehlerhaften Studien, zum Zeitfaktor im Heilungsprozess bei der Beurteilung von „Behandlungserfolgen" mit Scheinmedikamenten finden Sie außerdem in den Kapiteln „Lüge und Selbsttäuschung", „Wer heilt, hat recht" und „Nicht zu trennen: Medizin und Wissenschaft".

Böser Feind „Schulmedizin"?

Immer wieder stehen sich die wissenschaftlich orientierte „Schulmedizin" auf der einen Seite und alternative – oft esoterische – Heilverfahren wie Feinde gegenüber.

Es ist ganz unbestritten, dass auch in der wissenschaftlich orientierten Schulmedizin und ihrer Anwendung Fehler passieren und auf der anderen Seite – wie Sie in weiteren Kapiteln lesen – verschiedenste Naturheilkundeverfahren durchaus ihre Berechtigung haben. Selbst ein Placeboeffekt ist manchmal besser als gar keiner. Worum es jedoch wirklich geht ist, dass Anwender die oft inhaltslosen Tricks und unnützen Behandlungen durchschauen. Es geht um den verantwortungsbewussten Umgang mit unserer Gesundheit!

„Wissenschaftliche Medizin und Paramedizin sind in ihren Konzepten unvereinbar. Dieser Aussage steht die Toleranz eines aufgeklärten Bürgers, zum Beispiel verschiedenen Glaubensrichtungen gegenüber, nicht entgegen. Therapiefreiheit bedeutet nicht Therapiebeliebigkeit. Jeder Patient hat Anspruch darauf, mit nachweislich wirksamen Arzneimitteln behandelt zu werden, wie umgekehrt der Arzt die Pflicht hat, auch die Richtigkeit seines Tuns unter Beweis zu stellen" – dies hielt die Arzneimittelkommission der deutschen Ärzteschaft bereits im Jahr 1998 fest.[8]

Die Wortschöpfung „Schulmedizin" geht übrigens auf den Homöopathen Franz Fischer zurück, der diesen Begriff 1876 prägte und damit die damalige (weitgehend unwirksame) traditionelle Medizin schmähen wollte.

In Wirklichkeit kann man aber nur zwischen wirksamer und unwirksamer Medizin unterscheiden. Alles, was sich als nachweislich sinnvoll und wertvoll erweist – und dazu zählt eben auch die seriöse Naturheilmedizin –, findet – früher oder später – immer Eingang in die etablierte „Schulmedizin". Es gibt sehr viele hilfreiche Verfahren, die hier dazuzählen: Ernährungslehre, Bewegungstherapie, Phytotherapie, Hydrotherapie, Ordnungstherapie, UV-Bestrahlungen für diverse Hauterkrankungen und einiges mehr.

Dass zum Beispiel die Homöopathie – trotz 200 Jahre langer Bemühungen – von den meisten Ärzten immer noch nicht als sinnvolle Therapieoption anerkannt wird, liegt vor allem daran, dass ihre angeblichen Behandlungserfolge bis heute nicht objektiv nach wissenschaftlichen Kriterien dokumentiert wurden und auch allen modernen Erkenntnissen der Physik und Chemie widersprechen.

Anders als esoterisch angehauchte Glaubensmediziner – die dogmatische, in sich geschlossene Heilslehren verkünden und sich oftmals auf einen „weisen Guru" oder die „überlieferte Weisheit der Alten" berufen –, kennt die „Schulmedizin" ihre Grenzen und ist für konstruktive Kritik und Selbstkritik offen. Hierzu gehört auch die Bereitschaft zur permanenten Weitersuche nach objektiven Wahrheiten, indem man nicht davor scheut, seine eigenen Wahrheiten infrage zu stellen. Denn die Wissenschaft weiß nichts mit absoluter Sicherheit (absolute Sicherheiten kennen lediglich verblendete Fundamentalisten). Sie sollte daher ihre Ergebnisse immer nur in Wahrscheinlichkeiten ausdrücken. Trotzdem ist diese Wahrscheinlichkeit von Voraussagen aufgrund wissenschaftlicher Theorien oft so hoch, dass wir ihnen im Alltag unser Leben relativ ruhig anvertrauen.

So kommt es, dass trotz zweifellos vorhandener Eigeninteressen der Pharmaindustrie medizinische Irrwege erkannt und früher oder später in der Versenkung verschwinden.

Nicht zu trennen: Medizin und Wissenschaft

Die Natur macht keine Sprünge.
(Aristoteles)

Die Wirksamkeit oder Unwirksamkeit von Arzneien und Therapien wird heute international in randomisierten und placebokontrollierten Doppelblindverfahren getestet, wobei die Tests an einer genügend großen Zahl von Testpersonen durchgeführt werden müssen. Das bedeutet, dass eine Zufallszuteilung der Testpersonen und der Testvergleiche mit harmlosen Scheinpräparaten erfolgt, wobei weder Prüfer noch Testpersonen im Vorfeld des Experiments wissen dürfen, welche der Testsubstanzen den Testpersonen verabreicht wird. Entscheidend für die Bewertung derartiger Experimente ist, dass das zu prüfende Medikament – das Verum – dem verabreichten Placebo in seiner Wirkung statistisch signifikant überlegen sein muss bzw. dass die positiven Studienergebnisse wiederholt von unabhängigen Prüfern nachträglich bestätigt werden können.

Die Überprüfung unterschiedlicher Therapien ist die Grundlage jeder effizienten Behandlung und der rasanten Entwicklung neuer medizinischer Erkenntnisse. Diese Prinzipien gelten ebenfalls für die heute so oft zitierten Metaanalysen, die eine Zusammenfassung mehrerer Studien darstellen. In diese Metastudien können auch wenig aussagekräftige Einzelstudien einfließen, wobei hier der Satz gilt: Je hochwertiger die Einzelstudien, die herangezogen werden, desto aussagekräftiger das Ergebnis. Die Ergebnisse einer Metaanalyse sind deswegen häufig wenig aussagekräftig, weil jede beliebige Studie unabhängig von ihrer methodischen Qualität in die Metaanalyse eingeht.

Die *Pseudowissenschaft* ist ein Begriff für Praktiken, Theorien, Behauptungen und Institutionen, die den Anspruch stellen, wissenschaftlich zu sein, aber die strengen Kriterien der Wissenschaft nicht erfüllen. Ein Paradebeispiel für Pseudowissenschaft ist die Homöopathie, deren Vertreter mit aller Macht – und dabei meist völlig unkritisch – mit fragwürdigen Behauptungen und wenig aussagekräftigen Studien der Öffentlichkeit die Wirksamkeit ihrer Methode beweisen wollen. Die Wissenschaft hingegen behauptet nicht, „alles erklären zu können". Sie versucht, der Wahrheit möglichst nahe zu kommen, ist aber stets bereit, geltende wissenschaftliche Erkenntnisse zu revidieren oder gar zu verwerfen, wenn sich herausstellt, dass diese nicht mehr dem neuesten Stand der Erkenntnisse entsprechen. Stellt sich bei wissenschaftlichen Prüfungen heraus, dass eine Theorie falsch ist, dann sind seriöse Wissenschafter auch verpflichtet, gängige Theorien zu überdenken, ihnen abzuschwören und neue zu entwickeln.

Es ist ein Kennzeichen der Pseudomedizin und der Pseudowissenschaft, dass ihre Vertreter wissenschaftliche Studien entweder ablehnen oder nur dann gutheißen, wenn ihnen Testergebnisse – in vorwiegend methodisch mangelhaften und daher nicht aussagekräftigen Studien – zusagen. Die große Mehrzahl der bisher veröffentlichen Studien in alternativmedizinischen Fachzeitschriften mit „positiven" Ergebnissen wurden nur selten nach den oben genannten strengen wissenschaftlichen Kriterien durchgeführt, und ihre Ergebnisse sind nie von unabhängiger Seite überprüft worden. Negative Studienergebnisse werden dafür meist erst gar nicht publiziert. Pseudomediziner sind auch nicht bereit, ihre Konzepte und Theorien dann zu überdenken oder ihnen abzuschwören, wenn sie sich als eindeutig falsch erweisen.

Das kennzeichnet ein geschlossenes, unkorrigierbares, sektenartiges Weltbild.

Esoterisch orientierte Heiler und Mediziner berufen sich mit großer Vorliebe auf ihre „guten Erfahrungen" und verneinen häufig – auch unter Hinweis auf einen angeblichen Geldmangel – die Notwendigkeit von wissenschaftlichen Studien. Ihr Standardargument lautet: „Es gibt auch Dinge zwischen Himmel und Erde, die unsere Wissenschaft nicht beweisen kann, daher benötigen wir keine wissenschaftliche Ergebnisse, um unsere Behandlungsmethoden zu beweisen, es genügen uns die eigenen positiven Erfahrungen, und wer heilt, hat eben recht und damit basta."

Sie entscheiden selbst, in welche Hände Sie Ihre Gesundheit legen möchten. Welche Ansprüche stellen Sie an jemanden, der Sie behandeln soll, und welche Kriterien sind Ihnen dabei – wie auch in anderen Bereichen Ihres Lebens – wichtig?

„Natur pur" – ist das immer gesund?

„Nicht alles, was glänzt, ist Gold"
(William Shakespeare)

Wer glaubt, dass alles, was von der Natur kommt, immer nur sanft, gesund und nebenwirkungsfrei ist, der irrt. Das gilt nicht nur für giftige Pilze und Beeren oder Nikotin, sondern auch für bestimmte „Heilpflanzen" wie etwa die Aristolochia (Pfeifenblume), die vor allem in China und Taiwan zumindest bis zum Jahr 2003 häufig verwendet wurde, die Kawawurzel, die im Verdacht steht, Leberschäden auszulösen und Mixturen wie Meerträubel oder Haselwurz – Pflanzen, die bei falscher Dosierung giftig sind.

Die Behandlung mit Heilpflanzen – Phytotherapie – hat in Europa eine lange Tradition. Erhältlich sind Heilpflanzen frisch oder getrocknet, oftmals werden sie industriell hergestellt (Phytopharmaka). Je nach Herstellungsverfahren werden die Pflanzen – oder Teile von ihnen – mit Wasser, Alkohol oder sonstigen Lösungsmitteln extrahiert und dabei auch konzentriert.

Die Österreichische Gesellschaft für Phytotherapie definiert Phytopharmaka als Arzneimittel, die als wirksame Bestandteile ausschließlich Pflanzen beziehungsweise Pflanzenteile oder bestimmte Produkte pflanzlicher Herkunft enthalten. Es existiert aber auch eine Liste von pflanzlichen Produkten, deren Anwendung in Arzneispezialitäten negativ beurteilt wird, darunter die in der Homöopathie oft verwendeten Aconitum (Eisenhut), Bryonia (Zaunrüben) und Pulsatilla (Kuhschellen). Um eine Arzneimittelzulassung für ein bestimmtes Pflanzenpräparat zu erlangen, muss der

Hersteller klinische Studien vorweisen, die belegen, dass sein Präparat dem Placebo überlegen ist.

Dass viele Heilpflanzen vorwiegend bei unangenehmen, aber nicht lebensbedrohlichen Erkrankungen hilfreich sind, bestreitet niemand. Doch alles, was eine Wirkung hat, kann auch unerfreuliche Nebenwirkungen auslösen. Selbst die meist harmlose Kamille vermag im Einzelfall – vor allem bei Beifuß-Allergikern – zu unerwünschten, manchmal schweren Reaktionen führen. Wie bei allen Arzneien ist die richtige Dosierung wichtig. In homöopathischer Hochpotenz (also dort, wo keine Spur der Ursubstanz mehr vorhanden ist), haben Pflanzenpräparate keinerlei Wirkung, und Bachblüten-Auszüge enthalten keine nachweisbare Spur der verwendeten Blüten.

Zu den nachweislich nützlichen und nebenwirkungsarmen Phytopharmaka zählen unter anderem die Baldrianwurzel bei nervöser Unruhe, der schleimlösende Thymian, Efeu bei Atemwegserkrankungen oder die Goldrute, die bei Harnwegsinfekten manchmal eingesetzt wird.

Häufig verkauft werden aber auch pflanzliche Produkte, deren Wirksamkeit in wissenschaftlichen Studien nie zweifelsfrei nachgewiesen werden konnten, wie etwa die Modepflanze Aloe vera, Echinacea (angeblich wirksam bei der Vorbeugung und Behandlung grippaler Infekte), Ginsengprodukte, Ginko, fermentiertes rotes Reismehl und selbst das Johanniskraut.

Zu den eindeutig problematischen, manchmal gefährlich toxischen oder krebserzeugenden Produkten zählen laut „The New England Journal of Medicine" (12, 2002): Aristolochia, Colchizin, Digitalis und Belladonna.

Gewarnt wird auch vor Kombinationstherapien, beispielsweise bei Ginko und Salicylsäure, Ginseng und Phenelzinen oder Warfarin, Kava und Alprazolam oder Cimetidin und Yohimbin mit Blutdruckmedikamenten.

Abzuraten ist außerdem von manchen Produkten der Ayurveda-Medizin, besonders von denen, die aus Asien importiert werden. Denn viele von ihnen enthalten giftige Schwermetalle und andere Toxine. Siehe dazu auch das Kapitel „Ayurveda: ‚Wissen um ein langes Leben'".

Wer also den schönen Versprechungen von Anbietern von „Naturheilmitteln" blind vertraut und gleichzeitig glaubt, dass aus „Natur" gewonnene Heilpräparate nur Gutes bewirken und automatisch nebenwirkungsfrei sind, kann so manche böse Überraschung erleben.

Heilpraktiker, Energetiker & Co.

> *Wenn eine Medizin nicht schadet,*
> *soll man froh sein und*
> *nicht obendrein noch verlangen,*
> *dass sie etwas nützt.*
> *(Pierre Augustin Beaumarchais)*

Heilpraktiker ist, wer die Heilkunde mit staatlicher Erlaubnis berufsmäßig ausübt, ohne ein Medizinstudium absolviert zu haben. In Österreich ist nach dem Ärztegesetz und dem Ausbildungsvorbehaltegesetz die Ausbildung zum Heilpraktiker verboten und die Ausübung der Heilkunst nur Ärzten vorbehalten. In Deutschland (seit 1939) und in der Schweiz hingegen ist der Heilpraktiker – in einigen Kantonen spricht man vom Naturarzt – zugelassen.

Eine einheitliche Ausbildung zum Heilpraktiker gibt es nicht, und viele Heilpraktiker verfügen nur über geringes ärztliches Wissen, trotzdem ist die Berufsbezeichnung „Heilpraktiker" in Deutschland, wo zurzeit rund 32.000 Heilpraktiker ihrem Beruf nachgehen, geschützt.

Deutsche Heilpraktiker dürfen Psychotherapie und Physiotherapie anbieten, sind aber nicht befugt, verschreibungspflichtige Medikamente zu verordnen, Geburtshilfe oder Strahlentherapie zu betreiben oder bestimmte meldepflichtige Infektionskrankheiten zu behandeln. Das Heilmittelwerbegesetz verbietet unter Strafandrohung Werbeaussagen für Behandlungsmethoden, die nicht bewiesen sind. Heilpraktiker müssen auch darauf achten, dass ihr Titel nicht den Anschein erweckt, sie wären Ärzte.

In Österreich ist „Energetiker" ein freies Gewerbe. Eine Anmeldung bei der Wirtschaftskammer genügt, es wird keinerlei Vorbildung verlangt. Was diese anbieten, kann man im Internet unter dem Stichwort „Energetiker" nachlesen. Energetiker – in Österreich sind es zurzeit 20.000 – dürfen nur das anwenden, was wissenschaftlich nicht erwiesen ist, und ihr Angebot dient der angeblichen „Harmonisierung". Manche Energetiker sind nicht zimperlich, sie bieten jeden erdenklichen esoterischen Quatsch an, vom Handauflegen über Bachblütentherapie, Reiki bis hin zur Bioresonanz – Zauberkunststücke, die aber auch einige Ärzte ihren Patienten empfehlen.

Viele Heilpraktiker werben mit wohlklingenden Schlagworten wie: „Alternativmedizin", „Erfahrungsmedizin", „gesunde Natur", „Ganzheitsmedizin", „sanfte Medizin", „holistische Medizin", „Quantenmedizin", „Diagnose und Lösen von Blockaden aller Art", „Entschlackung und Ausleitung von Giften" und „universelle Energien".

In Österreich werden diverse pseudomedizinische Tätigkeiten von (nicht wenigen) Ärzten mit Wissen, Duldung und Unterstützung der Ärztekammer (die „Fortbildungskurse" in diversen pseudomedizinischen Diagnose- und Therapieverfahren anbietet), durchgeführt, und das Internet ist voll mit Inseraten von „Heilpraktikern". Doch wo kein Kläger, dort kein Richter.

Die Kosten für Behandlungen bei Heilpraktikern werden von gesetzlichen Kassen nicht, hingegen von manchen Privatkassen in Deutschland, nach dem Prinzip „Angebot und Nachfrage", sehr wohl übernommen.

Aus der Praxis ...

Wie ein Würfelspiel – alternative Diagnostik
Dr. Krista Federspiel

Nicht nur originelle Therapien sind in der Szene der Alternativmedizin entwickelt worden – auch spezielle Methoden, um „Krankheiten" und „Störungen" aufzuspüren, werden angeboten. Manche sind eigenständig, manche Teil eines therapeutischen Systems. Aber sie alle erzielen nicht mehr Treffer als ein Würfelspiel. Sie können Beteiligte in Schrecken versetzen, ihnen Krankheiten andichten, die sie gar nicht haben, und zu Therapien nötigen, die sie nicht brauchen. Sie können von betrügerischen Anwendern missbraucht werden und Leidende um viel Geld bringen.

Ein Horrortrip
Dass es dabei nicht nur um herkömmliche Krankheiten geht, hat die Autorin dieses Kapitels am eigenen Leib erfahren, als sie kreuz und quer durch Deutschland und Österreich reiste, um sich von Heilpraktikern sowie von Ärzten untersuchen zu lassen. Durch Recherchen für ein Buch der Stiftung Warentest[9] weitgehend immunisiert, wurde es trotzdem ein Horrortrip.

„Biologisch sind Sie 82 Jahre alt", konstatierte die Naturheilärztin in Köln etwas zögernd, nachdem sie die „Bioelektronik nach Vincent" ausgewertet hatte – doch wenige Tage davor hatte ein Heilpraktiker mit der gleichen Methode (Bioelektronik nach Vincen) festgestellt, dass mein biologisches Alter 51 Jahre betrage! Die persönlichen Daten zu diesem Test wurden dem Blut, Speichel und Urin entnommen und – interessantes Detail – von jedem der beiden Untersucher an den gleichen Zentralcomputer in Frankfurt geschickt. Dieser hat wenige Minuten später die Diagnose „errechnet" und die zwei Untersucher jeweils zu allerlei Nahrungsratschlägen und zum Ausstellung von Rezepten veranlasst. Beim Heilpraktiker hat die Untersuchung nur ein Zehntel der ärztlichen Diagnose gekostet – allerdings hat die Hygiene seiner Praxis zu wünschen übrig gelassen.

Auch Journalistenkollege Hans Weiss wollte sich den Diagnosespaß nicht entgehen lassen – und wurde so zum Leidensgefährten. Die abenteuerliche Diagnosereise wurde im deutschen Magazin „Stern" veröffentlicht – und jede/r der jeweils zehn Untersucher- und Tester/innen war von sich eingenommen genug, um auch die Fotografen der Zeitschrift zu empfangen.

Jeder spezielle Test wurde – um der Vergleichbarkeit willen – jeweils bei zwei Untersuchern gemacht. Um vor Fehldiagnosen geschützt zu sein, haben wir beiden Journalisten uns vor der Diagnosereise nach allen Regeln der Kunst internistisch untersuchen und mögliche Krankheiten ausschließen lassen. Und doch waren wir vor bedrohlichen Gefühlen nicht gefeit. Schon die Terminvereinbarungen waren spektakulär – so wollte ein bekannter Heilpraktiker in Bruchsal erst vier Monate nach dem Anruf Zeit für eine Untersuchung haben. Solche Wartezeiten garantieren, dass man bis dahin ohnehin gesund – oder bereits verstorben ist. Nach der Irisdiagnose – einem tiefen Blick ins Auge – griff der Heilpraktiker dem Kollegen sofort und ohne Vorwarnung chiropraktisch an den Nacken – eine gefährliche Behandlungsmethode. Überdies hatte er ja bei allen

Untersuchern – wie auch ich – als Beschwerde „Müdigkeit" angegeben, und nicht Verspannung am Nacken ...

Weltweiter Unsinn
Von mir verlangte ein Alternativmediziner in Augsburg, zu dem Patienten aus aller Welt kommen, Bargeld, noch bevor er seine Tests mittels EAV (Elektroakupunktur nach Voll) durchführen wollte. Zu dumm, der Betrag hätte für eine Urlaubswoche in den USA gereicht. Herausgekommen ist eine Liste unzähliger Allergieneigungen; eine Reihe von Krankheiten wurden entdeckt, sogar solche eines Organs, das vor Langem aus meinem Körper entfernt worden war, und sogar Spuren von Krankheiten der Vorfahren! Aufgrund dieser „Diagnose" hat der Arzt Rezepte für mehr als hundert Spritzen ausgestellt. Ich wurde den Verdacht nicht los, dass er ein Scharlatan ist. Anders der Arzt, der mich ein paar Tage später ebenfalls mit einem EAV-Gerät untersuchte: Der kam zu ganz anderen Ergebnissen und auf viel weniger Verschreibungen, und er glaubte fest an seine Methode.

Ein Mediziner in Braunschweig hat meine Blutproben nach Grundsätzen der sogenannten Spagyrik (bzw. Clustermedizin) untersucht und ist zu dem Schluss gekommen, dass eine Sklerose – eine Verhärtung – des Gehirns vorliege und eine Präcanzerose – also beginnender Krebs – der Lunge. Was für ein Schreck! Aber es war doch eine Falschdiagnose ... Das hat nach meiner Rückkehr eine abschließende und eingehende internistische Untersuchung belegt. Grund genug, dem zuständigen Gesundheitsamt und der Ärztekammer diesen unkonventionellen Arzt zu melden. Doch die fanden nichts dabei, es sei ja „nicht wirklich etwas passiert". Dieser Arzt hatte einst einer Patientin eine Aids-Erkrankung diagnostiziert, was einen

Nervenzusammenbruch ausgelöst hatte. Doch die Anzeige bei Gericht hatte nur zur Folge, dass sie das noch offene Honorar nicht bezahlen musste. Patientenschutz? Es gibt keinen, vor allem nicht vor Größenwahn und Fehldiagnosen.

Harmlos dagegen verlief der Besuch bei einer Münchner Homöopathin: Sie stellte nach ausführlicher Anamnese *keine* Diagnose, erklärte, sie müsse erst in ihrem schlauen Buch nachsehen, welches Medikament zu meinen Beschwerden passe. Das hätte sie aber daheim, und am nächsten Tag würde sie vorerst ihren zweiwöchigen Urlaub antreten. Nach drei Wochen kam mit der Post ein dünnes Säckchen mit ein paar Globuli. Kein Name darauf, keine Gebrauchsanweisung.

In Hannovernähe hat ein Heilpraktiker – ausgewählt nach dem Zufallsprinzip aus dem Telefonbuch – meinen Körper ausgependelt und einen Krampf im Oberbauch konstatiert.

Es gab noch weitere Highlights bei diesem Abenteuer: Das Ergebnis der Reise waren angeblich 36 Krankheiten – mein Herz war das einzige gesunde Organ – sowie Rezepte für unzählige Medikamente. All das nennt sich Naturmedizin.

Ergänzend habe ich später auch österreichische Naturheilärzte besucht und besonderen Spaß bei einem Hietzinger Arzt gehabt: Im Nebenraum testete seine Helferin gerade eine Patientin mit der unsinnigen Thermodiagnostik: Das Gerät zieht bunte und eindrucksvoll zackige Kurven über das Papier. Unter seinem Schreibtisch stand eine Pyramide – auf Nachfrage: zur Abwehr von Erdstrahlen. Als ich auch Fragen nach der Bioresonanzmethode stellte, die meine Allergien austesten sollte, hat er darauf verzichtet, sie noch zu „löschen", er hat mir die Tür gewiesen.

Was die Wissenschaft dazu sagt

All diese Erfahrungen sind durch klinische Studien und Tests bestätigt: *Keine* der alternativen Diagnosemethoden hat eine Aussagekraft, das haben eingehende Tests ergeben. Oft liegen ihnen naive bis esoterische Ideen zugrunde, die sich nicht bestätigen lassen und die einander diametral widersprechen. Es werden mit Geräten Daten gemessen, die nichts bedeuten, Krankheiten festgestellt, die es nicht gibt. Neben handfesten Schreckensdiagnosen werden oft sehr vage Aussagen gemacht, die nichts besagen. Die Gefahr dieser Diagnostik liegt darin, dass tatsächlich vorliegende Krankheiten nicht erkannt werden, sodass wertvolle Zeit für eine notwendige Behandlung verstreicht. Und dass mit Falschdiagnosen Ängste erzeugt werden. Oft lassen sie es Laienpatienten plausibel erscheinen, bei den Untersuchern eine nicht notwendige Therapie zu beginnen und dafür auch noch zu zahlen.

Im Folgenden seien die Charakteristika einiger gängiger Methoden kurz beschrieben.

Einer für alle

Alternativanbietern ist die Vorstellung, dass sich an einem Teil des Körpers der gesamte Organismus repräsentieren könne – das Prinzip „pars pro toto" –, weit verbreitet. Beispiel Fußreflexzonenmassage: Jeder kennt die Tafeln mit den hübschen bunten Fußsohlen-Landkarten. Sie schmücken die Wände der Praxis nahezu jedes Masseurs und auch einiger Ärzte. Sie glauben daran, dass bestimme Bereiche der beiden Fußsohlen, Reflexzonen genannt, bestimmten Organen zugeordnet sind – die Kopf- und Halsorgane im Bereich der Zehen, Brust und Oberbauch beim Mittelfuß, die Wirbelsäule an den Außenkanten und so weiter. Verändert sich an einer dieser Stellen die Hautbeschaffenheit oder tritt dort Druckschmerz auf, gilt das korrespondierende Organ als krank und kann angeblich von der Fußsohle aus massierend behandelt werden. Bisher fehlt allerdings jeder wissenschaftliche Beweis, dass die Felder tatsächlich stimmen und sich für diagnostische Aussagen eignen könnten. Aber Fußmassagen entspannen allemal, und das genügt vielen Kunden. Deshalb kaufen sie auch freudig Schuheinlagen mit Noppen zur Dauermassage der Reflexzonen oder Strümpfe mit Magneten an den Reflexstellen und fühlen sich damit wohl. Die Geschäfte mit dem sich hartnäckig haltenden Irrtum blühen.

Auch die Zungendiagnostik beruht auf der naiven Idee, dass sich – anders als die medizinische Betrachtung der gesamten Zunge – auf bestimmten Arealen der Zunge bestimmte Organe speziell repräsentieren. Verfärbungen oder Beläge nur an diesen Stellen sollen Störungen in den zugehörigen Organen anzeigen. Einer wissenschaftlichen Überprüfung halten diese Vorstellungen der alten chinesischen Medizin jedoch nicht stand.

Viele Patienten lassen sich auch einreden, dass sich auf der Ohrmuschel das Schema des gesamten Körpers repräsentiere – kopfüber und in Hockestellung, ähnlich einem Embryo. Diese Idee stammt aus Frankreich, nicht China. Von der Ohrmuschel aus sollen Leiden durch Reibungen oder Akupunkturnadeln auf reflektorischem Weg gelindert werden können, deshalb tragen Patienten guten Glaubens und unverdrossen tagelang Dauer-Akupunkturnadeln; inzwischen vergehen ihre Beschwerden – von selbst. Von der Ohrakupunktur leiten sich Kopf-, Nasen-, Hals-, Mund- und sogar Vaginalakupunktur ab. Offenbar ist Alternativdenkern nichts zu absurd.

Schau mir in die Augen, Kleines!

Das Auge – Spiegel der Seele – soll auch über körperliche Leiden Auskunft geben: Auf der Regenbogenhaut, der Iris, soll sich jede Krankheit zeigen. Die Idee stammt aus dem 17. Jahrhundert, wurde 200 Jahre später von Ärzten, Pastoren und Heilern wiederbelebt – und bald als Kurpfuscherei eingestuft. Nichtsdestotrotz entstanden in der Folge „Iriszirkel", runde Karten mit 60 Teilstrichen wie das Ziffernblatt einer Uhr, deren Abschnitte bestimmten Organen zugeordnet werden. Irisdiagnostiker vergleichen sie mit Strukturen, die sich auf der Iris ihrer Kunden zeigen, und schätzen daraus, wo eine Krankheit sitzt. Zu dumm, dass sich die Abbildungen auf den zwei Dutzend verschiedenen Iriszirkeln nicht decken: So zeichnet sich an der Stelle der Ziffer eins je nach Autor der Scheitel, der Hinterkopf, die Gehirnhaut, das Rückenmark, das Schläfenbein etc. ab. Keine Überraschung also, dass eine Reihe von Untersuchungen die Falschdiagnosen von Irisdiagnostikern entlarvt hat: Bei einem Test an Rindern etwa wurden den Tieren genau lokalisierte Krankheiten attestiert – doch nach der Schlachtung entpuppten sich diese als Fehleinschätzung. Was könnte man finden, wenn Menschen auch ...

Auch aus der Form der Pupille wird von Irisdiagnostikern auf Krankheiten geschlossen, wie zum Beispiel „seelische Taubheit" oder „paralytischer Plattfuß". Zu platt? Immerhin nicht zu dumm für eine große Zahl von Heilpraktikern, „Energetikern" und sogar einige Ärzte, die aus Augen-Fotos diagnostische Rückschlüsse ziehen.

Spiritistische Sehnsucht

Nicht auszurotten ist der alte Aberglaube, dass die Wünschelrute und das Pendel krankmachende Einflüsse bzw. Krankheiten anzeigen könnten, obwohl er in etlichen Tests und Studien längst widerlegt wurde: Die Diagnosen waren nachweislich mehrheitlich falsch. Auch die Existenz von krankmachenden „Wasseradern", „Erdstrahlen" und „Reizstreifen", die Radiästheten auf Bauplänen erkennen wollen und die sogar durch Baubeton hindurch über mehre Stockwerke wirken sollen, ist widerlegt. Und obwohl einige Radiästheten für ihr paramedizinisches Tun bereits gerichtlich verurteilt wurden, raten Wünschelrutengeher noch heute Leidenden zum Verrücken des Bettes, um sich von Symptomen zu befreien, oder bieten Abschirmgeräte an – gelegentlich mit der Aufschrift „Bei Öffnen wirkungslos". Der Grund: Die angebotenen Geräte sind mit Drähten, Fensterkitt, Wolle, Kerzen, Kieselsteinen und anderem mehr gefüllt und es wäre peinlich, wenn Kunden so die offensichtliche und plumpe Scharlatanerie erkennen könnten. Doch Tourismusverbände fördern das Rutengehen als Attraktion und Medien füllen Lifestyle-Magazine mit Berichten über Geopathen und ihre angebliche Erfolge. So können zum Wohle vieler Geschäftemacher der Irrglaube und die Sehnsucht nach dem Übernatürlichen weiterhin irisieren.

Von kosmischen Energien soll das „siderische" (den Sternen zugehörige) Pendel geleitet werden. Mit der modernen Variante des Pendels – dem elastischen Biotensor – werden Krankheiten entdeckt und auch Medikamente ausgewählt. Und mancher Pendler bietet seine Kräfte auch für Ferndiagnosen an – pendelt über einem Foto des Hilfesuchenden oder dessen Bild auf dem Bildschirm – und teilt seine Diagnose gleich via Handy oder E-Mail mit.

Welche Lebenskraft!

Aus Experimenten, die die Ausstrahlung und Lebensenergie eines Menschen zeigen sollten, hat sich die Kirlianfotografie entwickelt. Dabei werden hochfrequente elektrische Ströme an den Körper gebracht, was zum Beispiel an den Fingerspitzen zu elektrischen Entladungen führt, die auf einem Film in schönste bunte Bilder umgesetzt werden. Je nach Unterlage, Belichtungszeit, Spannung und Anpressdruck entstehen verschiedene Varianten in Form und Farbe.

Da man aber von toten und eingefrorenen Körperteilen gleich schöne Bilder erhalten kann, können sie nicht wirklich Ausdruck der Vitalität oder der „Lebensaura" sein. Trotzdem sollen sie Hinweise auf den Gesundheitszustand liefern – mit viel Fantasie werden sie von den Interpreten gedeutet.

Gefährliches Konglomerat

Ein mehrfacher Irrtum liegt dem Konzept der Elektroakupunktur nach Voll (EAV) zugrunde: dass es einen Energiefluss im Körper gäbe, der im Krankheitsfall aus dem Gleichgewicht geriete, was sich in eindeutig definierten Akupunkturpunkten an der Haut elektrisch orten und beeinflussen ließe. Hier vermischt sich Gedankengut aus der chinesischen Medizin mit der spekulativen Vorstellung, dass „Krankheitsherde" das Befinden stören. Gemessen wird an den vermuteten Endpunkten der Meridiane an Händen und Füßen, um am Hautwiderstand diese Krankheitspotenziale einzelner Organe aufzuspüren. In den Stromkreis kann auch eine Wabe eingeschaltet werden, in die Fläschchen mit verschiedenen Lösungen eingesetzt werden. Solcherart werden „Belastungen" und „Allergieneigungen" ausgetestet und sogar Krankheiten festgestellt, die noch nicht ausgebrochen sind. Der Erfinder Dr. Voll hat vor 40 Jahren an klinischen Tests mitgewirkt, die die Methode als unbrauchbar enthüllten – aber er und seine Ärztegesellschaft haben trotzdem unbeirrt weitergemacht.

Aus der EAV hat sich eine Vielzahl weiterer apparativer Diagnoseverfahren mit fantasievollen Namen entwickelt. All diese Geräte messen, was nicht messbar ist, und werden zur Überprüfung der Therapie eingesetzt. Natürlich ist sie erfolgreich, weil ja auch die Medikamente auf diesem Weg ausgewählt wurden. Systeme, die sich selbst kontrollierend bestätigen, und dazu animieren, die Behandlung fortzusetzen. Solche Zirkelschlüsse haben bereits die Gerichte beschäftigt, denn sie haben in vielen Fällen zu Fehldiagnosen und folgenschweren Eingriffen geführt: Zur Entfernung funktionstüchtiger, gesunder Zähne und Kieferknochen, zur Ausstellung von „Allergiepässen" mit bis zu 80 angeblichen Allergenen, ohne dass sich der Zustand der Patienten gebessert hätte. In den USA sind derartige Geräte verboten, hierzulande werden sie nach wie vor in Arzt- und Zahnarztpraxen eingesetzt.

Diagnose eingespart

Neulich habe ich einen Kaffeehaustratsch mitgehört. Klagte eine Dame ihrer Freundin, sie leide sehr an ihrem Heuschnupfen. „Lass ihn doch löschen!", forderte die andere sie auf. So allgemein bekannt ist die Methode der Bioresonanztherapie! Die dazu eingesetzten Geräte sollen angeblich die elektromagnetische Strahlung aus dem Körper des Patienten erfassen, die harmonischen und gesunden Schwingungen von den krankmachenden Wellen trennen, diese „invertieren" und wieder an den Körper zurückgeben – mit dem Effekt, Krankheiten und Allergien zu

„löschen". Eine tolle Erfindung – übrigens von zwei führenden Mitgliedern der Scientologen-Kirche –, die viele Vorteile hat: Der Arzt braucht sich um eine Diagnose gar nicht zu kümmern, denn das Gerät stellt automatisch auf Therapie um und soll „sämtliche Krankheiten der inneren Organe" heilen können. Dazu dienen der „Separator" und der „Molekularsaugkreis"; diese beeinflussen die „sechsdimensionalen Hyperwellen" und den „Elektronen-Plasma-Strom", so das Konzept. Schamlos werden physikalische Begriffe missbräuchlich verwendet. Versteht ja eh niemand. Die Wirksamkeit des technischen Hokuspokus ist längst widerlegt, das nützt aber nichts. Es wird weiter gezaubert und kassiert. Wie lautet der Slogan der Scientologen? „Mach Geld, mach mehr Geld" ...

Ferndiagnose

Teure Folgen kann es auch haben, wenn man der Werbung für eine Haarmineralanalyse aufsitzt. Sie wurde ursprünglich für Astronauten entwickelt und eignet sich zur Untersuchung, ob Menschen in einem Betrieb oder einer Region über längere Zeit besonderen Belastungen etwa durch Schwermetalle ausgesetzt waren. Auch Rückstände von Drogen können aus der Untersuchung der Haare nachgewiesen werden: Das Haar ist ein Langzeitspeicher. Auf dem Gesundheitsmarkt werden Haarmineralanalysen aber zur Feststellung angeboten, ob der Körper ausreichend mit Spurenelementen versorgt ist. Kunden, die eine Locke riskieren, erhalten eine lange Liste angeblich genauer Angaben – und Empfehlungen für diverse Nahrungsergänzungsmittel. Sie können sich selbst ein „Bild" ihrer „Mangelzustände" machen und bei der Versandabteilung gleich die „passenden" Mittel bestellen. Kein Arzt bekommt die Patienten vorher zu

Gesicht – die Labors selbst stellen Fantasiediagnosen und Therapiepläne auf. Patienten handeln in Eigenverantwortung, bei Misserfolg können sie sich nirgends beklagen.

Ein Test, den die Autorin mit eigenen Haarproben durchführte, die sie bei zehn verschiedenen Labors eingeschickt hatte, ergab: Die wirren Angaben schwankten um bis zum Zehnfachen! Das bestätigen internationale Testergebnisse: Eine Aussage über den Gesundheits- oder einen Mangelzustand lässt Haarmineralanalyse nicht zu, sie kann aber ängstigen.

Es gibt viele „alternative Labors", die seltsame Blut- oder Stuhltests durchführen und unbelegt Bedrohliches behaupten: Der Darm wäre von Candida-Pilzen überschwemmt oder das Blut sei von Bakterien befallen, sogar beginnende Krebserkrankungen werden solcherart diagnostiziert. Werden Patienten an so ein Labor überwiesen, sind sie diesem Unsinn ausgeliefert – von Laien lässt sich der Nonsens nicht erkennen. Sie geraten anschließend in ein Therapie-Karussel, das sie schwindlig werden lässt.

Salontrick

Kaum zu glauben, aber „der Körper lügt nicht": Die Angewandte Kinesiologie ist der Meinung, dass bestimmte Muskeln mit bestimmten Organen in Verbindung stehen. Sind diese erkrankt oder ist man belastenden Stoffen bzw. Gedanken ausgesetzt, schwächt das die Muskeln. Deshalb wird mittels Muskeltest diagnostiziert. Dabei streckt der Patient einen Arm von sich und der Untersucher drückt darauf, während er seine andere Hand auf jene Körperregion hält, die er untersuchen will. Oder auf ein Nahrungsmittel, dessen Wirkung auf den Patienten er testen will. Hält der Arm dem Druck stand, ist diese Region angeblich gesund bzw. das Lebensmittel günstig. Gibt der Arm dem Druck nach, ist das ein Zeichen für Belastungen und „Blockaden". Mit dieser Methode – Versuch und Irrtum – wird auch so lange getestet, bis die „passenden" Medikamente gefunden sind. Der Muskeltest wird überdies eingesetzt, um Lernschwierigkeiten bei Kindern oder unbewusste psychische Störungen zu ergründen, und führt anschließend zu Schein-Pädagogik und -Psychotherapie.

Nach solcher Behandlung wird damit wiederum getestet, ob sie von Erfolg gekrönt war.

Ein Salontrick: Momentan macht der Muskeltest Eindruck, doch er beruht schlicht auf Suggestion. Dieses Konzept ist unhaltbar. Das Risiko ist hoch, dass Gesunde für krank und Kranke für gesund erklärt, dass unnötige Diäten eingehalten und nicht geeignete Arzneien eingenommen, dass Kinder abgestempelt werden, weil die Ursache ihrer Probleme ausschließlich bei ihnen gesucht wird.

Es ist erschreckend, dass die Österreichische Ärztekammer in ihrem fragwürdigen Weiterbildungsprogramm sogar ein Salontrick-Diplom, das Applied-Kinesiology-Zertifikat, vergibt: In Zeiten der evidenzbasierten Medizin, die Patienten die bestmögliche Behandlung bieten soll, adelt der Berufsverband in den Augen der Patienten damit esoterischen Unsinn.

Intuitiv daneben

Anthroposophen sind besonders begabt: Sie können intuitiv Tests interpretieren. Zum Beispiel betrachten sie das „Steigbild", das entsteht, wenn eine Testflüssigkeit, etwa Patientenblut, von Filterpapier aufgesaugt wird; oder das „Tropfbild", das entsteht, wenn in eine Schicht der Testflüssigkeit regelmäßig Wasser getropft wird, sodass eine

Bewegung entsteht; oder die Kristalle, die sich bilden, wenn eine Mischung der Testflüssigkeit mit eine Kupferchlorid-Lösung gemischt wird und trocknet. Der Fantasie sind keine Grenzen gesetzt. Allgemein verlässliche Aussagen können diese Methoden nicht machen, aber der anthroposophisch orientierte Arzt verlässt sich auf seine Intuition und schließt vom Bild auf das wirksame Medikament.

Intuitiv wird auch beim Bachblüten-Therapie-Konzept vom Therapeuten der gesundheitliche Zustand des Patienten erfasst und einem der 38 Blütenmittel zugeordnet. Intuitiv kann der Patient genauso selbst nach einem Blütenmittel greifen – es wird immer das „richtige" sein. Wie simpel doch diese Welt sein kann!

Ganz – oder gar nicht

Viele alternative Diagnostiker behaupten, mit ihren Methoden „den ganzen Menschen" zu erfassen, obwohl sie selten nach der Krankheitsgeschichte, nach den Berufsbedingungen, Lebenszusammenhängen, Gewohnheiten und Problemen fragen, die ein umfassendes Gesamtbild des Kranken und seines Befindens ergeben könnten. Viele Kunden alternativer Tester sind jedoch nicht wirklich krank, sondern in ihrem Wohlbefinden beeinträchtigt. Sie suchen nicht, was die konventionelle Medizin ihnen wie auch allen anderen bietet, sondern das Außergewöhnliche. Das bekommen sie auch.

Alternativmedizin und Pseudowissenschaft auf „Akademisch"

Univ.-Prof. DDr. Ulrich Berger

Der Fall der Berliner Mauer 1989 blieb auch auf die Akademie der Wissenschaften der DDR nicht ohne Auswirkungen. Als deren Institute 1991 aufgelöst wurden, suchte eine langjährige Mitarbeiterin eine neue intellektuelle Heimat. Die Rede ist von der Physikerin Dr. Noemi Kempe, geboren 1939 in Moskau. Ihre neue Heimat fand sie im österreichischen Graz, und in einem Alter, in dem andere bereits an den Ruhestand denken, startete sie eine zweite Karriere. Die begann in einer der größten außeruniversitären Forschungseinrichtungen Österreichs, der Grazer Joanneum Research. Dazu gesellten sich bald Projekte, die Kempe im Auftrag des Bundesministeriums für Wissenschaft und Verkehr durchführte. 1997 wurde sie zur wissenschaftlichen Leiterin der Forschungsstelle für Biosensorik ernannt, einer Forschungsstelle der renommierten und mit öffentlichen Mitteln geförderten Ludwig Boltzmann Gesellschaft. Als Partnerinstitut gründete Kempe außerdem das an derselben Adresse angesiedelte private Institut für Biosensorik und bioenergetische Umweltforschung (IBBU). Enge Kontakte bestehen auch zum Moskauer Institut für Intellektuelle Medizin-Systeme (IMEDIS).

Kempe bezeichnet sich selbst als „Schulwissenschaftlerin". Für die Leiterin einer Ludwig-Boltzmann-Forschungsstelle sollte das eigentlich eine Selbstverständlichkeit sein. Doch was ist Frau Kempes Expertise? Die riesige Wissenschaftsdatenbank Scopus wirft eine Publikationsliste aus, die aus genau einer Zeile besteht: einem Artikel über Laserjustierung in der Zeitschrift „Feingerätetechnik", publiziert 1989. Mit Lasertechnik allerdings hat Frau Kempe in Österreich nichts mehr am Hut. Mit wissenschaftlicher

Biosensorik, wie die Institutsnamen andeuten, aber auch nicht. Ihre Spezialgebiete sind die Elektroakupunktur nach Voll (EAV) und die Bioresonanz.

Tatsächlich glauben viele Alternativmediziner fest daran, dass die Organe kranker Menschen „Störschwingungen" aussenden, die sich zur Diagnose eignen und die man mittels eines entsprechenden Gerätes nicht nur messen, sondern auch „invertieren" und als „heilende Schwingungen" in den Patienten zurücksenden könne, wodurch die Störung „gelöscht" werde. Diese esoterischen Vorstellungen mitsamt den dafür notwendigen Apparaturen wurden seit den 1970er-Jahren auch im deutschsprachigen Raum besonders durch Scientologen populär gemacht. Die EAV- und Bioresonanz-Geräte sind wissenschaftlich nicht anerkannt, im Grunde messen sie nur den Hautwiderstand, und für eine ernsthafte Diagnose oder gar Therapie von Krankheiten sind sie gänzlich ungeeignet. In den USA erhalten diese Geräte keine Zulassung, so wurde etwa das Pacific Health Center wegen des Einsatzes von EAV-Geräten zur Zahlung einer Summe von 1,7 Mio. US-Dollar verurteilt.

Die Firma IMEDIS vertreibt unter anderem das Gerät IMEDIS-Expert, das bei Frau Kempe offenbar im Dauereinsatz stand. Jahrelang testete sie landauf, landab eine Vielzahl von energetisierten Wässerchen, Handystrahlen-Schutzchips, „Kraftorten" und dergleichen auf ihre Wirkung. Zuhauf finden sich im Internet ihre positiven Gutachten, zum Beispiel über Rostock-Essenzen gegen schwarze Magie, über die wohltuende Strahlungskraft der mystischen Plätze in Nöstach, die unsichtbare Qualität von diversen Kraftplätzen, den Aufenthalt auf der Weltkugel in der Kraftarena Groß Gerungs, die Betrachtung von Schutz-Mandalas, den Power Energetic Wasserbeleber, Pro Energetic H2O Tuner, die geomantische Lithopunktur in der Raiffeisenbank Aspang, den Aufenthalt am Kapellenberg in Etmißl, Lokosana magnomed zum Schutz vor Strahlungsfeldern, die positiven Frequenzen des St. Leonhardsquelle-Wassers, den Hydrofix Wasserbeleber, die Erayser energydisc gegen Handysmog, die Einwirkung von Halitkristallen, Leitl-Vitalziegel, Vital-Disc und Vital-Tonerdeseife, über die Smogstop Folie, die Strahlex Entstörfolie sowie eine Radiation-Protection-Folie gegen Handystrahlen, besser bekannt unter dem Namen „Gabriel-Chip". Eine Vielzahl weiterer Projekte findet sich auf der Homepage des IBBU. Mitunter veranstalten Frau Kempe und ihre Mitarbeiter auch Seminare, etwa zur Einführung in die IMEDIS-Software namens ASTROMED. Auch einschlägige Vorträge, wie „Besser sehen ohne Brille", eine dubiose, von der medizinischen Wissenschaft abgelehnte Methode, oder über den „Umgang mit der Wünschelrute", fehlen nicht.

Mitunter betätigte sich Frau Kempe auch als Hobbyärztin. Wie ein ehemaliger Kunde berichtet, warnte sie ihn nach der obligaten IMEDIS-Messung nicht nur vor dem Verzehr von Schweinefleisch und der Gefahr von Elektrosmog, sondern empfahl ihm zur Linderung seines Leidens auch homöopathische Globuli und eine „Dr.-Rath-Vitaminkur". Zur Erinnerung: Dr. Matthias Rath ist jener durch den tragischen „Fall Dominik" bekannt gewordene „Wunderheiler", der gegen Krebs und Aids auf gefährlich überdosierte Vitaminpräparate schwört.

Bei ihren Untersuchungen des „levitierten Quellwasser-Informationskonzentrats" eQwell könnte Noemi Kempe auf Kollegen gestoßen sein. Laut einer alten eQwell-Homepage wurde dessen positive Wirkung auf Pflanzen nämlich auch von der in Graz angesiedelten Forschungsstelle für niederenergetische Bioinformation bestätigt. Auch diese Einrichtung wurde 1997 als Ludwig-Boltzmann-Forschungsstelle gegründet, firmierte aber schon ein Jahr danach unter einer Internet-Adresse der geisteswissenschaftlichen (!) Fakultät der Karl-Franzens-Universität Graz und segnete wenig später das Zeitliche. Ihr ehemaliger Leiter ist der Biologe Dr. Peter Christian Endler.

Der obskure Ausdruck „niederenergetische Bioinformation" weist bereits darauf hin, dass dieses Institut sich eher nicht dem Mainstream der Wissenschaften verpflichtet sah, die so gar nichts von einem Energiegehalt von Information wissen will. Tatsächlich erklärt Endler „niederenergetische Bioinformation" einfach als „extrem schwache Signale", die Auswirkungen auf Lebewesen haben sollen. Im Grunde handelt es sich dabei aber um nichts anderes als den Versuch, die fragwürdigen Prinzipien der Homöopathie zu untermauern. Da Homöopathen zur Erklärung der angeblichen Wirkungen ihrer Hochpotenzen, die kein Molekül der Wirksubstanz mehr enthalten, hartnäckig auf die völlig spekulative Idee vom „Gedächtnis des Wassers" bauen, ist der Sprung vom Globuli zum „levitierten Wasser" wohl nicht allzu weit.

Endler ist in Homöopathie-Kreisen für seine Kaulquappenversuche bekannt, in denen er nachgewiesen zu haben meint, dass das Schilddrüsenhormon Thyroxin in der Hochpotenz D30, für Chemiker also reines Wasser, die Entwicklung von Kaulquappen signifikant verlangsamen kann. Übrigens muss man die homöopathische Lösung nicht einmal ins Beckenwasser tropfen. Laut Endler genügt es, sie in einer verschlossenen Glasphiole ins Becken zu hängen, um die „niederenergetische Bioinformation" auf das umgebende Wasser zu übertragen. Die magischen Schwingungen, die dies angeblich bewerkstelligen, lassen sich freilich auch verstärken, auf CD brennen und ins Wasser einspielen, das dann ebenfalls die homöopathische Wirkung zeigt. Die entsprechenden Publikationen finden sich außer in den üblichen komplementärmedizinischen Journalen verstreut in Form von Buchbeiträgen zu einem von Endler selbst mit herausgegebenem Buch und in einer inzwischen eingestellten Zeitschrift. Endlers drei „Publikationen" im renommierten „FASEB Journal", auf die Homöopathen oft mit Stolz hinweisen, entpuppen sich bei genauerer Betrachtung allerdings lediglich als Abstracts von Kongressbeiträgen.

Inzwischen ist Dr. Endler Leiter des Interuniversitären Kollegs für Gesundheit und Entwicklung, das im Rahmen eines EU-Projekts von Graz aus einen Fernlehrgang zum MSc Health Sciences anbietet. Die Liste des dortigen Lehrpersonals enthält eine beeindruckende Reihe von Personen mit dem Titel „Universitätsprofessor", bei vielen davon wurden störende Zusätze wie „außerordentlicher", „Junior" oder „außer Dienst" gleich weggelassen. Endler selbst firmiert dort als „Univ.-Prof. (ac., Italien) a. D.", was zugegebenermaßen ungleich besser klingt als ein profanes „ehemaliger Lehrbeauftragter an der Universität Urbino".

Zum Lehrpersonal am Interuniversitären Kolleg gehörten auch zwei Herren, die sich auf „ganzheitliche" oder „holistische" Medizin spezialisiert haben, nämlich Prof. Joav Merrick und Dr. Soren Ventegodt. Die beiden hatten in einem Fachartikel die „wissenschaftliche" Arbeit des paranoiden selbsternannten Wunderheilers Gerd Ryke Hamer, bekannt geworden durch den „Fall Olivia", verteidigt. Die „eiserne Regel des Krebses" dieses Begründers der „Germanischen Neuen Medizin", dass nämlich jeder Krebs durch einen psychologischen Konflikt ausgelöst werde, sei schließlich ein „well-established principle of holistic medicine". Ventegodt wurde später aufgrund seiner „therapeutischen" Vaginalmassagen in Dänemark die Lizenz entzogen.

Eine weitere hochdekorierte Lehrkraft des Interuniversitären Kollegs ist der Deutsche Heinz Spranger, ein Univ.-Prof. a. D. Dr. Dr. h.c. MAS MSc, der seine letzten beiden akademischen Grade dort erworben hat, wo er jetzt unterrichtet. Berichte des „ganzheitlichen" Zahnarztes finden sich etwa auf Internetseiten mit den vielsagenden Namen „VirusMyth.net" und „Aids-Kritik.de". Dort spekuliert Spranger nicht nur über „chemische Vergiftungen" als wahre Ursache von BSE, sondern äußert auch vehemente Zweifel an der von „amateurhafter Hilflosigkeit" geprägten Theorie, dass HIV die Ursache von Aids sei. Möglicherweise hat seine „Expertenmeinung" dazu beigetragen, dass Spranger in die Aids-Kommission des damaligen südafrikanischen Präsidenten Mbeki berufen wurde, dessen Gesundheitsministerin Rote Beete und Knoblauch gegen die tödliche Krankheit empfahl.

Auch a. o. Univ.-Prof. Dr. Michael Frass, Leiter der Ambulanz namens „Homöopathie bei malignen Erkrankungen" des Allgemeinen Krankenhauses der Stadt Wien, unterrichtete am Interuniversitären Kolleg. Frass und Endler sind sozusagen alte Kollegen, sie arbeiteten schon gemeinsam, als Frass noch Leiter des Instituts für Homöopathie war. Diese Einrichtung ist – Überraschung – ebenfalls ein Ludwig Boltzmann Institut.

Prof. Frass ist aber nicht nur an Homöopathie interessiert, er beschäftigte sich auch mit esoterischer Voodoo-Technik. Ein kleines Aluplättchen, das sich leichtgläubige Menschen mit Strahlenangst um den Hals hängen, nennt sich ATOX Bio-Computer. Dieses Produkt (um 279 Euro) der steirischen Firma ATOX GmbH wandelt angeblich „negative Informationen in positive" um – natürlich stromlos. Das kuriose Ding, auf das angeblich sogar ein Ex-Finanzminister vertraut, entpuppte sich auch abseits von Elektrosmog als Wohltäter. Wie Frass feststellte, erkennt der Anhänger psychosoziale Belastungen und „wandelt diese in eine für den Träger positive Energie um". Seine Untersuchungen des kleinen Zauberdings hat Frass gemeinsam mit der sicher unvoreingenommenen Ärztin Dr. Gabriele Stilianu durchgeführt, damals Mitarbeiterin der Firma ATOX.

Im Juli 2006 konnten Frass und Stilianu bereits das Ergebnis ihrer Langzeitstudie verkünden: „Fast alle Personen [die den ATOX Bio-Computer verwendeten] hatten bereits nach einigen Tagen bzw. Wochen die Kraft und Energie, auch andere Maßnahmen zur Verbesserung der Stressbewältigung zu setzen." An diesem umwerfenden Erfolg soll natürlich die ganze Welt teilhaben, zumindest über den Umweg der Apotheken. Die „Österreichische Apotheker-Zeitung" informierte ihre Leser, was Frass in einem Vortrag im März 2006 verkündete: „Welche Schwingungen auf unseren Organismus einwirken, Wie unser Körper damit umgeht, Wie man sich schützen kann, Was ATOX bewirkt, Wie ATOX angewendet wird".

Die Firma ATOX GmbH arbeitete inzwischen schon fleißig an einem „Benzinbeleber". Diese pseudowissenschaftlichen Geräte oder Benzinadditive, deren völlige Wirkungslosigkeit bereits mehrfach bestätigt wurde, sollen im Tank eines Autos den Benzinverbrauch senken und die Emissionen reduzieren. Ein Vertreter von ATOX erklärte einem kleinen Kreis von verblüfften Zuhörern im Herbst 2005, dass seine Entwicklung auf der „Theorie des Äthers" beruhe. Dass dessen Nicht-Existenz seit Einsteins spezieller Relativitätstheorie, also seit über 100 Jahren, bekannt ist, stört wahrscheinlich nur engstirnige „Schulwissenschaftler". Die Besprechung fand im Allgemeinen Krankenhaus der Stadt Wien statt, auf Einladung von Prof. Frass.

Wer die Wirksamkeit der Produkte der Firma ATOX anzweifelt, wurde auf deren Homepage auf eine Reihe von „Studien" verwiesen, die die Wirkung angeblich bestätigen. Eine davon entstand immerhin unter dem Dach einer hochseriösen Forschungsgesellschaft. Die Rede ist natürlich – und damit schließt sich der Kreis – von Dr. Noemi Kempe und ihrer Ludwig-Boltzmann-Forschungsstelle für Biosensorik. Wie auch immer, die oft beschworenen Selbstreinigungskräfte der Wissenschaft scheinen stellenweise noch wirksam. 2004 erfolgte eine Evaluierung aller Ludwig Boltzmann Institute, die schließlich Anfang 2005 in einen kompletten Relaunch der Gesellschaft mündete. Von den 135 Instituten überlebte nicht einmal ein Drittel. Die Forschungsstelle für Biosensorik, das Institut für Homöopathie und das Institut für niederenergetische Bioinformation sind Geschichte.

Die „Meister der Wissenschaft"
Wissenschaft, so haben wir bereits gesehen, dient manchen nicht als Instrument zur Trennung der Spreu vom Weizen, sondern gilt lediglich als marketingtechnisches Vehikel. Private Weiterbildungsinstitute schießen wie die Pilze aus dem Boden und selbst staatlich geförderte und vergleichsweise seriöse Institutionen springen auf den Zug auf. Das Wirtschaftsförderungsinstitut (WIFI) setzt nach Astrologie und Tiertelepathie vermehrt auf Kinesiologie und Geistheiler-Ausbildung.

Beim Ländlichen Fortbildungsinstitut (LFI) kann man lernen, wie man seine Nahrungsmittelunverträglichkeiten mit dem Pendel mutet, und am Berufsförderungsinstitut (BFI) lassen sich Kurse zur Kinesiologie belegen. Die übliche Rechtfertigung für die Hokuspokus-Ausbildungen: Es gibt ein entsprechendes Gewerbe. Nicht viel besser sieht es in der Österreichischen Ärztekammer (ÖÄK) aus. Kaum wird eine „alternative" Heilmethode populär, gibt es auch schon ein ÖÄK-Diplom dafür, Wirksamkeitsnachweis hin oder her.

Nachdem sich die Esoterik in Form von öffentlich geförderten Humbug-Kursen im Umkreis von Wirtschafts- und Ärztekammer erfolgreich breitgemacht hat, schleicht sie sich an die Universitäten heran. Allen Widrigkeiten zum Trotz hat die universitäre Aus- und Weiterbildung immer noch die höchste Reputation. Da sich Reputation in klingende Münze verwandeln lässt, verwundert es nicht, dass besonders die Alternativmedizin mit aller Macht dorthin drängt, wo eigentlich jene wissenschaftliche und evidenzbasierte Medizin beheimatet ist, die sie insgeheim als ihren natürlichen Feind betrachtet.

Stellenweise ist ihr das bereits gelungen. Im Rahmen der sommerlichen „Kinderuni" konnten unsere Kleinen lernen, „wie dich die homöopathischen Globuli gesund machen können". Und an der MedUni Wien hören angehende Ärzte Vorlesungen über Pharmakologie, während der Dozent im Nachbarhörsaal die „geistartige Kraft" von wirkstofflosen Zuckerkügelchen im Rahmen des Homöopathiekurses beschwört.

Als Heilslehre, die seit über 200 Jahren weder eine wissenschaftlich-theoretische Basis noch einen überzeugenden Nachweis einer spezifischen Wirkung liefern kann, hat die Homöopathie natürlich ihre liebe Not mit der Wissenschaft. Ein paar weniger bekannte britische Universitäten wagten vor einiger Zeit dennoch den Schritt in die lukrativ erscheinende Zukunft mit Master-of-Science-Kursen in Homöopathie. Die Wissenschaft krümmte sich vor Schmerz, „Science degrees without the science" titelte „Nature" damals. Inzwischen wurden die meisten dieser Kurse wieder eingestellt.

„Wo Master draufsteht, muss auch ein Master drin sein", wurde Friedrich Faulhammer, Leiter der Hochschulsektion im Wissenschaftsministerium, in den Medien zitiert. Was also ist wirklich drin in jenen Unilehrgängen, wo Master draufsteht?

Ein solcher mit einem „Meister der Wissenschaft", also dem Grad eines Master of Science (MSc) abschließender Lehrgang ist an der Donau-Uni Krems zu finden. Es handelt sich im Kern um einen Homöopathie-Lehrgang, der dort euphemistisch „Natural Medicine" genannt wird. In einem anderen MSc-Lehrgang der Donau-Uni wird Studierenden der Verlauf der zwölf Meridiane erläutert – ein vitalistisches Konzept, das aus wissenschaftlicher Sicht seinen ontologischen Status mit Einhörnern teilt. Die universitäre Konkurrenz aus Wien, wo man sich ein paar Jahre lang eine akkreditierte Privatuniversität für Traditionelle Chinesische Medizin leistete, existiert inzwischen zum Glück nicht mehr. Von der TCM ist es nicht weit zum Feng-Shui, was uns zur Donau-Uni Krems zurückführt. Deren abstruser Feng-Shui-Lehrgang mutierte 2008 zum „Universitätslehrgang für Lebensraummanagement und interkulturelle Philosophie". Dessen Leiter hatte Ausbildungen in Feng-Shui, Geomantie und chinesischer Astrologie absolviert. Unterrichten durften in diesem Lehrgang zeitweise ein Astrologe und zwei Träger falscher Doktortitel. Das Ergebnis waren groteske studentische Abschlussarbeiten wie etwa über „Die Yin-Yang-Formel und die Quantentheorie im Feng-Shui". Wenig später wurde dieser Lehrgang eingestellt.

Mit TCM, Homöopathie und Feng-Shui sind in die Unis drängende wissenschaftsferne Konzepte keineswegs erschöpft. In Kärnten belästigte man den Akkreditierungsrat mit der gloriosen Idee einer Privatuni für Tibetische Medizin; dabei war jener gerade schwer damit beschäftigt, die Donau-Uni-Abspaltung namens Danube Private University abzuwehren, der ein lukratives Doktoratsstudium der Schönen Künste „für die Generation 50+" vorschwebte. Den Vogel abgeschossen hat allerdings das Grazer Interuniversitäre Kolleg, von dem bereits die Rede war. Dieses Interuniversitäre Kolleg bot einen MSc-Lehrgang mit dem Schwerpunkt „energy medicine" an, in dessen naturwissenschaftlichen Grundlagen auch die „Physik der Feinstofflichkeit" auf dem Programm stand. Als Kooperationspartner hatte man die DGEIM gewonnen, also die Deutsche Gesellschaft für

Energetische und Informationsmedizin, in der auch der später wegen Betrugs verurteilte deutsche Pseudophysiker Hartmut Müller tätig war. Zur „Energiemedizin" zählen die obskursten Methoden, von Bioresonanz über Kirlianfotografie bis zur Wasserbelebung. Ihre „Theorien" beruhen auf pseudowissenschaftlichem Humbug wie „Skalarwellen", „Informationsfeldern" und „Heilschwingungen". Sie sind nicht nur unwissenschaftlich, sondern schlicht antiwissenschaftlich.

Wohlgemerkt: Die Rede ist hier nicht von einem privaten Kurs eines obskuren Esoterikvereins, sondern von einem hochoffiziellen „Lehrgang universitären Charakters", der mit der Verleihung eines akademischen Grades eines MSc laut österreichischem Universitätsstudiengesetz abschließt. Wer rettet die medizinische Wissenschaft vor solchen „Meistern"? In den Rektoraten, Senaten und Uniräten sollte man sich gut überlegen, ob man mit der zunehmenden Kommerzialisierung der universitären Ausbildung langfristig statt Wissenschaft nicht saure Wiesen schafft.

Eine Fallstudie in Pseudowissenschaft: Homöopathie an der Medizinischen Universität Wien

Der bereits erwähnte Homöopathie-Kurs an der MedUni Wien ist ein besonders deutliches Beispiel für die Unverfrorenheit, mit der sich pseudowissenschaftliche Inhalte an etablierten Unis breitgemacht haben. Was an Universitäten gelehrt wird, das ist – von historisch bedingten Ausnahmen wie der Theologie einmal abgesehen – normalerweise Wissenschaft oder zumindest wissenschaftsbasiert. Homöopathie dagegen ist eine dogmatisch-irrationale Heilslehre. Sie ist nicht nur einfach unwissenschaftlich, sondern pseudowissenschaftlich, da sie sich fälschlicherweise als Wissenschaft präsentiert. Dies ist nicht die verschrobene Ansicht ein paar szientistischer Hardcore-Skeptiker, sondern ein breiter Konsens in der wissenschaftlichen Gemeinschaft. So listet etwa die amerikanische National Science Foundation Homöopathie ebenso als typisches Beispiel für Pseudowissenschaften auf wie die renommierte Stanford Encyclopedia of Philosophy, welche konstatiert: „There is widespread agreement for instance that creationism, astrology, homeopathy, [...] are pseudosciences."

Was also wird Studierenden unter dem Titel „wissenschaftliche Grundlagen der Homöopathie" genau beigebracht? Das am AKH gelehrte Wahlfach Homöopathie ist anrechenbar für die von der StudentInnen Initiative Homöopathie (SIH) privat organisierte und kostenpflichtige Homöopathie-Ausbildung. Das Grundlagenskriptum der SIH steht per Download frei zur Verfügung. Dieses Skriptum enthält natürlich detaillierte Erläuterungen zur homöopathischen Lehre und Praxis, die entscheidende Frage der Evidenz für die spezifische Wirksamkeit der Heilmittel wird jedoch auf mageren zwei Seiten abgehandelt. Die SIH verweist für dieses Thema stattdessen auf ein ausführlicheres 16-seitiges Skriptum mit dem Titel „Wissenschaftliche Grundlagen & Publikationen zur Homöopathie" (Version 2008). Verfasst wurde es von der Homöopathin Dr. Lisa Eckhard, und empfohlen wird es unter anderem auch vom Deutschen Zentralverein homöopathischer Ärzte. Dieses Skriptum verdient es, näher unter die Lupe genommen zu werden.

Der Abschnitt „Experimentelle Grundlagenforschung" beginnt mit einer Erläuterung des Skandals um Jacques Benvenistes berüchtigte Arbeit, die 1988 in „Nature" publiziert wurde und Effekte von homöopathischen Hochpotenzen zu belegen schien. Die Erläuterung schließt ab mit:

„Das Ergebnis wurde stark angezweifelt und es wurde fieberhaft nach methodischen Fehlern gesucht. Schließlich

mussten die Ergebnisse zurückgezogen werden. Jedoch konnten mittlerweile ähnliche Versuchsanordnungen in mehreren voneinander unabhängigen Labors reproduziert werden: Belon, Crumps, Ennis et al.: Inhibition of human basophil degranulation by successive histamine dilutions: Results of a European multi-centre trial. Inflamm Research 2004. Nachzulesen in: Das Gedächtnis des Wassers – oder: Ein Fall von Wissenschaftszensur, Michel Schiff."

Der angegebene Beleg ist dürftig. Mehrere anerkannte Labors scheiterten an dem Versuch, Benvenistes Resultate zu reproduzieren (siehe auch: „Nicht zu trennen: Medizin und Wissenschaft"). Die Versuche der Pharmakologin Madeleine Ennis schienen tatsächlich ein positives Resultat zu zeigen. Was hier nicht zu lesen ist, ist aber, dass ein von der BBC finanziertes internationales Wissenschaftlerteam dieses Experiment 2002 zu reproduzieren versuchte. James Randi setzte die eine Million Dollar seiner JREF Paranormal Challenge auf ein negatives Resultat. Er behielt sein Geld. Bedenklicher ist allerdings die Empfehlung des Buchs von Michel Schiff. Schiff war ein enger Mitarbeiter von Benveniste. Sein Buch wurde selbst in Homöopathenkreisen heftig kritisiert. So bezeichnete etwa Anthony Campbell in einer Rezension im „British Homeopathic Journal" Schiffs Argumentation als Verschwörungstheorie und schließt seine Rezension mit der eindringlichen Warnung, Homöopathen sollten dieses Buch nicht als Quelle benutzen. Die Autorin des Skriptums hätte diesen Ratschlag besser befolgen sollen.

Als angeblichen experimentellen Nachweis des Ähnlichkeitsgesetzes präsentiert das Skriptum die Referenz: Wijk, Wiegant & die gestressten Leberzellen: *Stimulation der zellulären Abwehr gestresster Leberzellen durch subtoxische Dosen von Schadstoffen*, Teil 1 + 2: HomInt R & D Newsletter 1 + 2; 1997. Der Homint R&D Newsletter ist allerdings keine referierte Fachzeitschrift, sondern ein

Newsletter einer Gruppe von Homöopathika-Produzenten. Als Beleg für einen experimentellen Nachweis des Simile-Prinzips ist diese Referenz damit ohne Belang. Eine weitere im Skriptum vorgestellte Arbeit zur Grundlagenforschung ist Rey, L. et al, *Thermoluminescence of ultra-high dilutions of lithium chloride and sodium chloride*, Physica A 2003 Vol 323: p 67–74. Zu dieser findet sich die Behauptung: „Anhand physikalischer Methoden lassen sich Unterschiede zwischen Potenz und Lösungsmittel feststellen." Was die Autorin zu erwähnen vergisst, ist, dass auch dieses Resultat in Replikationsversuchen scheiterte.

Besonders unangenehm fällt auf, dass in der Literaturliste zu diesem Abschnitt die folgende Arbeit unkommentiert zitiert wird: *Schmidt, Süß, Nieber, In-vitro Testung von homöopathischen Verdünnungen, Biologische Medizin 2004, Heft 1*. Die Autoren hatten für diese Arbeit sogar den Hahnemann-Preis der Stadt Meißen erhalten. Allerdings: Was danach geschah, wurde in eingeweihten Kreisen als der „Leipziger Homöopathieskandal" bekannt. Die Arbeit war schwer fehlerhaft, der Preis wurde zurückgegeben und der Artikel zurückgezogen. Das war 2005 – das Skriptum liegt in der Version 2008 vor und ist seit Jahren unverändert.

Der Abschnitt „Zum Wirkmechanismus" ist – wenig überraschend – sehr kurz. Es gibt schlicht und einfach keinen denkbaren Wirkmechanismus der Homöopathie, der mit dem Stand der Physik und Chemie in Einklang zu bringen wäre. Das Skriptum spricht hier von einem Mechanismus der „Informationsübertragung": „*Potenzieren entspricht demnach einem Vorgang, der eine Art spezifisches Muster oder eine bestimmte Ordnung, die die Information einer Substanz enthalten, auf Träger wie Wasser, Alkohol oder Laktose übertragen kann.*" Das Problem bei diesem Satz ist, dass er im Grunde völlig sinnleer ist. Die „Information einer Substanz" ist ein in der Wissenschaft gänzlich unbekannter Begriff, auf den man normalerweise nur in esoterischen Blättchen stößt. Was etwa soll bitte „die Information" von zum Beispiel Kaffee sein? Behauptungen dieser Art sind unwissenschaftlich und in einem an einer Universität als Lehrunterlage verwendeten Skriptum fehl am Platz.

Das Kapitel über klinische Studien beginnt mit der Feststellung: *„Im Zeitraum von 1991–2000 sind mehrere Metaanalysen erschienen, die der Homöopathie im Großen und Ganzen einen positiven Wirkungsnachweis bescheinigen."* Die Liste umfasst fünf Metaanalysen: Kleijnen et al 1991, Boissel 1996, Linde and Melchart 1998 und Cucherat et al 2000. Gesondert eingegangen wird danach auf Linde et al 1997.

Kleijnen et al 1991 war die erste Metaanalyse zur Homöopathie. Sie wird heute eher aus historischen Gründen erwähnt als wegen ihres Inhalts. Das Problem der prä-1991-Studien zur Homöopathie ist, dass diese zum Großteil methodisch extrem schlecht waren und ihre Ergebnisse daher so gut wie unbrauchbar. Die Autoren selbst geben in ihrer Metaanalyse zu bedenken, dass man aufgrund der schlechten methodischen Qualität der eingeschlossenen Studien und der unklaren Rolle des Publikationsbias keine endgültigen Schlüsse ziehen könne. Im Skriptum findet sich dagegen lediglich die kurze Bemerkung: *„Bezog 107 Studien ein – 77% beweisen eine Wirkung, unabhängig von der Qualität der Studien."* Besonders das Wort „beweisen" ist in diesem Zusammenhang klar unangebracht; eine solche Formulierung hat in einem wissenschaftlichen Skriptum nichts verloren.

Bei der „Metaanalyse" von Boissel 1996 handelt es sich um einen Bericht an die Europäische Kommission. Dieser Bericht ist nie in einer Fachzeitschrift publiziert worden, vermutlich nicht peer-reviewed und kann daher nicht ernsthaft bewertet werden. Die beiden Metaanalysen von Linde und

Melchart 1998 sowie Cucherat et al 2000 zeigen, wie auch im Skriptum erwähnt, dass die hochqualitativen Studien keine Signifikanz erreichen. Dieses bekannte Phänomen kann für eine angebliche Wirksamkeit der Homöopathie wohl kaum als Beleg dienen.

Eine gesonderte Betrachtung erfährt die Metaanalyse von Linde et al 1997 (siehe auch: „Nicht zu trennen: Medizin und Wissenschaft"). Im Skriptum ist die Schlussfolgerung der Autoren fett gedruckt: „The results ... are NOT compatible with the hypothesis that the clinical effects of homeopathy are completely due to placebo." Diese Metaanalyse wird im Skriptum so präsentiert, als sei sie das letzte Wort in Sachen Homöopathie gewesen. Was das Skriptum verschweigt, ist, dass Linde et al 1997 extrem umstritten war. Hauptsächlich lag das an der Tatsache, dass die Daten wiederum zeigten, dass RCTs (randomisiert kontrollierte Studien) umso schlechter für die Homöopathie ausfielen, je größer und je besser sie in methodischer Hinsicht waren, was in der Analyse aber nicht ausreichend berücksichtigt worden war. Dies hatte zur Folge, dass die Daten von Linde et al 1997 in den folgenden Jahren nicht weniger als sechsmal neu analysiert wurden. Diese sechs Re-Analysen bewertete Ernst 2002 so: *„Insgesamt zeigen diese Re-Analysen, dass die anfänglichen Schlussfolgerungen von Linde et al durch eine kritische Bewertung ihrer Daten nicht gestützt werden."* An zwei der sechs Re-Analysen war Klaus Linde selbst beteiligt, wobei er seine eigenen Ergebnisse von 1997 stark relativierte. Was weiters nicht unerwähnt bleiben sollte, ist, dass alleine im Zeitraum 1997 bis 2001 tatsächlich elf weitere systematische Reviews zur Homöopathie erschienen sind. Eine davon ist die oben angeführte von Cucherat et al 2000, die restlichen zehn werden im Skriptum mit keiner Silbe erwähnt. Eine Gesamtbetrachtung dieser elf Reviews ergibt laut Ernst 2002 kein für die Homöopathie positives Resultat.

Dass hochqualitative Studien keinen signifikanten Effekt der Homöopathie zeigen, wird im Wissenschaftsskriptum der SIH nun nicht als Problem der Homöopathie, sondern als Problem der RCT-Methodik dargestellt: *„Die Ursache dafür liegt darin, dass besonders die klassische Homöopathie sich nicht in dieser Form standardisieren lässt."* Diese Behauptung ist eindeutig falsch. Zwar ist das Argument, klassische – also individualisierte – Homöopathie sei durch RCTs nicht prüfbar, aus diversen pro-Homöopathie-Webseiten bekannt; sie in einem wissenschaftlichen Skriptum wiederzufinden ist aber dennoch erstaunlich. Doppelblinde RCTs klassisch homöopathischer Heilmittel sind zwar aufwendiger, aber rein methodisch überhaupt kein Problem. Solange korrekt randomisiert und verblindet wird, kann der klassisch-homöopathische Arzt für jeden einzelnen Patienten völlig individualisiert ein anderes Mittel verschreiben. Dass RCTs klassischer Homöopathie sehr wohl möglich sind, zeigt sich auch durch die im Skriptum selbst zitierte Übersichtsarbeit von Linde und Melchart 1998, die 19 placebokontrollierte Studien klassischer Homöopathie einschloss.

Am meisten Raum gibt das Skriptum dem Versuch, die vieldiskutierte Metaanalyse von Shang et al 2005, die zu einem negativen Ergebnis für die Homöopathie gekommen war, zu diskreditieren. Die Kritik an dieser Metaanalyse beginnt wie folgt: *„110 RCTs beider Richtungen wurden verglichen und jeweils 8 davon herausgegriffen. Anhand jener 8 Studien war ‚Kein signifikanter Effekt der Homöopathie nachweisbar.' Die Studie weist jedoch schwere Mängel auf: Um welche 8 Studien es sich handelt, wird nicht angegeben. Die Hauptaussage wird dadurch nicht nachvollziehbar."*

Dieser angebliche „schwere Mangel" besteht seit 2005 nicht mehr. Die im Originalartikel tatsächlich nicht identifizierten acht Studien wurden kurz später im Lancet Vol. 366

(17. Dez. 2005) nachgereicht. Der Mythos der geheimen Studien hält sich hartnäckig auf Homöopathie-Webseiten, in einem wissenschaftlichen Skriptum ist er peinlich.

Ein weiterer Kritikpunkt lautet: *„Das Auswahlkriterium für die 8 ausgewählten Studien – die TeilnehmerInnenanzahl – ist einseitig. Die Qualität der Studien aus homöopathischer Sicht wird nicht beachtet. Wenn Homöopathie falsch bzw. für falsche Indikationen eingesetzt wird, verwundert es nicht, wenn sie nicht wirkt (= Phantomforschung)."* Tatsächlich aber gab es zwei Auswahlkriterien: hohe methodische Qualität und große Teilnehmerzahl. Beide sind in der medizinischen Wissenschaft unumstritten. Offenbar wird hier behauptet, dass bei den Studien mit negativen Resultaten die Homöopathie „falsch eingesetzt" wurde. Dies ist als Immunisierungsstrategie zu qualifizieren – dass Homöopathie „richtig eingesetzt" wurde, ergibt sich demgemäß daraus, dass ein Resultat positiv ausfällt.

Ein dritter Kritikpunkt ist der folgende: *„Die angewandte statistische Methode wird überbewertet: Ein Vergleich: Wir haben 30 Apfelbäume und wollen wissen, ob es rote Äpfel gibt. 25 Bäume tragen rote Äpfel, 5 Bäume viele grüne Äpfel. Anhand dieser Statistik lautet die Antwort: Es gibt keine roten Äpfel."* Dieser Vergleich ist infantil und disqualifiziert sich von selbst. Zusammenfassend behauptet die Autorin des Skriptums, Shang et al würden „Nach dem Motto: Was wir nicht verstehen, kann es nicht geben ..." agieren. Das ist reine Polemik und in einem vorgeblich wissenschaftlichen Skriptum mehr als unangebracht. Im nächsten Abschnitt wird die Behauptung, RCTs (randomisiert kontrollierte Studien) seien zur Beurteilung klassischer Homöopathie ungeeignet, wiederholt. Es wird behauptet, RCTs würden erfordern, dass alle Patienten mit demselben Medikament behandelt werden, woraus gefolgert wird: „Für die Wirksamkeitsbeurteilung einer klassisch-homöopathischen Therapie – vor allem von chronischen Erkrankungen – sind RCTs also denkbar ungeeignet." Wie bereits oben dargelegt, ist diese Behauptung schlicht unwahr.

Als besser geeignet als RCTs zur Beurteilung der Wirksamkeit der Homöopathie empfiehlt das Skriptum epidemiologische Studien: *„Praxisnähere Studien wie prospektive Kohortenstudien zeigen klar eine Wirkung der Homöopathie."* Diese Behauptung verkennt natürlich, dass Kohortenstudien eine spezifische Wirksamkeit homöopathischer Heilmittel nicht testen können und auch nicht wollen. Diese Studien demonstrieren eine „Wirkung der Homöopathie" in dem Sinne, dass Patienten, die sich freiwillig homöopathisch behandeln lassen, sich danach besser fühlen. Dies ist freilich selbst von Homöopathie-Kritikern unbestritten und ist durch die einschlägigen unspezifischen Effekte der Behandlung erklärbar. Die Autorin weiß das selbstverständlich, und die Vermengung dieser zwei ganz unterschiedlichen Interpretationen von „Wirksamkeit" geschieht offenbar ganz bewusst. Eine Strategie, die man typischerweise hauptsächlich bei Pro-Homöopathie-Aktivisten findet.

Fazit: Das Skriptum „Wissenschaftliche Grundlagen & Publikationen zur Homöopathie (Version 2008)" präsentiert handselektierte und teilweise veraltete sowie längst widerlegte Studien zur Homöopathieforschung. Das Gesamtbild ist extrem verzerrt und führt Medizinstudenten, die sich mit dem Problemfeld „Homöopathie & Wissenschaft" auseinandersetzen wollen, in die Irre. Als Lehrbehelf an einer MedUni ist es denkbar ungeeignet. Den Verantwortlichen an der MedUni Wien ist das leider offenbar egal.

Teil II

Populäre alternativmedizinische Diagnose- und Therapieverfahren

Esoterische Medizin

Hokuspokus um Astromedizin und Mondglaube

„Urprinzip" Astromedizin
Unter Astromedizin versteht man medizinische Handlungen – Diagnosen und Therapien –, die auf Vorstellungen der Astrologie, des Lunatismus und sonstiger esoterischer Fantasien beruhen. Sie alle fußen im Götterglauben der Antike.

„Ganzheitlich" orientierte Heiler sprechen von „Urprinzipien", „Zeitqualitäten", „vier bis fünf Elementen", „Blockaden", „Ausleitungen", „universellen Schwingungen und Energien", „Konstitutionen", „Dispositionen" und „Analogien". Dabei werden die „zehn Planeten" und die „zwölf Sternzeichen" bestimmten Organen und ihren Erkrankungen zugeordnet. In diesem senkrechten Weltbild der Astrologie und des Lunatismus – aber auch im Rahmen von Homöopathie, TCM, Anthroposophie und Ayurveda – hat jede Uridee seine organische Entsprechung: Sonne und Herz; Mond und Magen beziehungsweise Schleimhäute; Mars und die männlichen Geschlechtsorgane, Blut und Blutgefäße; Jupiter und Leber; Saturn – „Herrscher über die Zeit und der Transformation" – ist mit den Knochen, der Milz und der Haut eng verbunden.

Lunatismus – Hat der Mond Einfluss auf unser Leben?
Irrige Vorstellungen über die verschiedenen Einflüsse des Mondes auf unser tägliches Leben sind, selbst unter gebilde-

ten Personen, weit verbreitet. So soll der Mond unter anderem Geburtstermine und sogar den Baumwuchs (die Qualität von Hölzern) beeinflussen. Solche Vorstellungen lassen sich natürlich auch vorzüglich vermarkten, wie der Verkauf von Millionen Mondkalendern und teurem „Mondholz" beweist.

Dass auch Prominente gerne dem Mondaberglauben frönen, zeigen einige ihrer hier zitierten Aussagen:

Norbert Blüm (Ex-Arbeitsminister): kann bei Vollmond nicht schlafen

Anouschka Renzi (Schauspielerin): Schlafprobleme bei Vollmond, Träume sind bei Vollmond intensiver und der Zyklus in Abhängigkeit von der Mondphase

Marianne Hartl (Volksmusikerin): Stimmbandoperation bei abnehmendem Mond

Ralf Bauer (Schauspieler): schneidet Haare nach Mondkalender (wachsen kräftiger)

Gert Fröbe (Schauspieler): ist bei Vollmond aktiver und alles wird dann zu Gold[10]

Wirklichkeit, Irrtum oder Lüge?
- *„Der Mond, seine Phasen und seine Gravitation beeinflussen das menschliche Leben ganz massiv."*
- *„Verbrechen, Schlaflosigkeit, Selbstmorde, Wundheilung, Erfolg von Operationen, Geburten, Haarwachstum, Qualität geschlagener Weihnachtsbäume, der Zyklus der Frau und vieles mehr stehen in Korrelation mit den Mondphasen und der Stellung des Mondes im Tierkreiszeichen."*

Wie es wirklich ist

Mondgläubige, die auch Mondkalender befragen, sind davon überzeugt, dass in Abhängigkeit von den unterschiedlichen Mondphasen gewisse Alltagshandlungen zu unternehmen oder zu unterlassen sind. So meinen sie, dass der Mond Einfluss auf unseren Schlaf, die Zahl der Geburten, Häufigkeit von Verkehrsunfällen, Morde und Selbstmorde, ja sogar auf unsere Gesundheit – selbst auf Heilungstendenzen nach Operationen – nimmt. So kommt es immer wieder dazu, dass mondgläubige Patienten von ihren Ärzten und Zahnärzten Operationstermine bei abnehmendem Mond verlangen und Eingriffe bei Vollmond strikt verweigern.

Bemerkenswert auch die Umfrage unter Hebammen an der Nordsee. Bei einem Interview zeigten sich die meisten Hebammen davon überzeugt, dass die meisten Geburten bei Flut stattfinden. Doch eine Nachprüfung zeigte genau das Gegenteil: Über die Hälfte der Geburten fand bei Ebbe statt. So können sich auch Fachkräfte selbst belügen.

Was Mondgläubige nicht wissen oder nicht wissen wollen, sind folgende Tatsachen:

1. Unser Mond ist ein winziger und toter Himmelskörper, der mit „Gottheiten" im Sinne der Mythologie der Antike nichts zu tun hat. Sowohl seine Gravitation als auch seine passive Leuchtkraft sind, verglichen mit anderen Himmelskörpern, gering. Die Anziehungskraft des Mondes auf Lebewesen und ihrem in Zellen gebundenen Wasser ist kaum messbar. Selbst das eigene Wohnhaus beeinflusst mit seiner Gravitation den Menschen stärker als der Mond. Auch eine Mutter, die ihr Kind in den Armen trägt, übt dabei eine millionenfach größere Gezeitenkraft auf das Baby aus als Frau Luna. Ebbe und Flut sind nicht allein von der Gravitation des Monds verursacht, sie entstehen im Zusammenspiel von Mond, Sonne und Erdumdrehung. Was Lunatisten auch nicht bewusst ist: Egal ob bei Vollmond

oder Neumond, die Mondmasse bleibt immer gleich – und damit auch die Gravitationskraft des Mondes.

2. Die Leuchtkraft des Mondes und seine (geringe) Gravitation wirken in freier Natur bis zu einem gewissen Grad – allerdings weit weniger stark als Mondgläubige glauben – auf einfache tierische Organismen, deren Leben von Ebbe und Flut und bestimmten Lichtverhältnissen abhängt, doch sicher nicht auf das Leben des modernen Menschen. Selbst in freier Natur finden wir Menstruationszyklen, die nichts mit dem Mond zu tun haben. Meerschweine haben beispielsweise einen elftägigen, Schimpansen einen siebenunddreißigtägigen Zyklus!

3. Untersuchungen in aller Welt zeigen, dass es absolut keinen Zusammenhang zwischen Mondphase und behaupteten Einwirkungen des Mondes auf das tägliche Leben des Menschen gibt. Das gilt sowohl für die Geburtenrate als auch für Aggressionen, Mondholz, Verbrechen, Unfälle, Hundebisse, Epilepsie, Schlaflosigkeit, Nachblutungen bei Operationen und Selbstmorde.

Ganz eindeutig existieren auch keine Zusammenhänge zwischen Mondphasen – oder der Stellung des Mondes in einem Tierkreiszeichen – und Komplikationen bei kleinen oder großen Operationen (das zeigt unter anderem die Studie von Smole und Co an der Universitätsklinik Graz bei 15.000 operierten Patienten in Bezug auf Nebenwirkungen, wie etwa Nachblutungen und anderen Komplikationen).

Um den angeblichen Mondeinfluss auf Geburten festzustellen, untersuchte im November 2008 der Mathematiker Oliver Kuß im Auftrag der Martin-Luther-Universität Halle 4 Millionen Geburten, 470 Mondzyklen und sammelte Geburtendaten aus 37 Jahren. Dabei zeigte sich eindeutig, dass zwischen den Mondphasen und Geburten nicht der geringste Zusammenhang besteht. Bemerkenswerterweise existiert aber in der Tat ein klarer Zusammenhang zwischen

Geburten und bestimmten Jahreszeiten beziehungsweise Wochentagen.

Am häufigsten fallen Geburten in die Zeit Ende September und finden am Anfang der Woche statt. Doch um diese Tatsache zu erklären, benötigen wir keinen Mond. Denn Mediziner versuchen Wochenendgeburten zu vermeiden, indem sie Geburten künstlich so einleiten, dass die Kinder vor allem Montag und Dienstag zur Welt kommen. Die Geburtenhäufung im September hängt mit großer Wahrscheinlichkeit mit der dunklen Jahreszeit und den Weihnachtsfeiertagen zusammen, wenn Paare am leichtesten zueinanderfinden.

Auch groß angelegte Studien der Freiburger Forstwissenschafterin Dr. Ute Seeling erbrachten ein für viele überraschendes Ergebnis. Beim Vergleich von regulär geschnittenem Holz (Fichte und Eiche) mit Mondholz zeigte sich, dass es bezüglich Härte und Konsistenz keinerlei Unterschied gab. Was entscheiden war, war lediglich die Verarbeitung des Holzes.[11] Weitere Studien zu all den unterschiedlichsten Mondphasen-Fantasien können auch unter www.dermond.at/mondphasen.html nachgelesen werden.

Wer heute behauptet, dass es möglich sei, mithilfe von Mondkalendern und astrologiebezogenen Ratschlägen unser tägliches Leben positiv oder negativ zu beeinflussen, verbreitet haltlose Fantasien, die mit der Realität nichts zu tun haben.

Der Mond besitzt keinerlei magische Kräfte. Die geringe Anziehungskraft des Mondes hat auf das menschliche Leben keinerlei Auswirkung. Aus Mondphasen oder gar Tierkreiszeichen können keinerlei Schlüsse in Bezug auf Gesundheit und Heilung gezogen werden.

Erwerben Sie daher keine teuren Mondkalender, sie haben keinerlei praktischen Nutzen im Alltag, und meiden Sie Heiler und Pseudomediziner, die sich auf Mondphasen und Tierkreiszeichen berufen.

Homöopathie – des Kaisers neue Kleider

Noch niemals hatten die Kleider des Kaisers solchen Jubel hervorgerufen. „Aber er hat nichts an!", rief plötzlich ein kleines Kind. „Er hat ja gar nichts an!", rief endlich das ganze Volk – diesen berühmten Auszug aus Andersens Märchen „Des Kaisers neue Kleider" kennen wir wohl alle. Und er scheint mir so passend zu sein für das große Märchen rund um die Homöopathie.

Im Jahr 2009 verurteilte ein australisches Gericht Thomas Sam und seine Frau Manju zu einer langjährigen Haftstrafe. Die Richter sahen es als gegeben an, dass beide am tragischen Tod ihrer kleinen Tochter Gloria schuld waren. Sie hatten sich nämlich geweigert, ihre an Neurodermitis erkrankte Tochter schuldmedizinisch behandeln zu lassen und vertrauten sie stattdessen den Künsten eines Homöopathen an. Die homöopathische „Therapie" führte zu keiner Besserung der Krankheitsmanifestationen, ganz im Gegenteil: der quälende Juckreiz – ein Hauptsymptom der Neurodermitis – wurde immer schlimmer. Durch ständiges Kratzen folgte bald eine schwere eitrige Infektion, die ebenfalls nicht sachgemäß behandelt wurde. Schließlich kam für das so unnötig gequälte Kind jede Hilfe zu spät und es verstarb an den Folgen der bakteriellen Infektion.

Selbst wenn die häufige Kindererkrankung Neurodermitis nicht heilbar ist, kann die „Schulmedizin" die Krankheitsmanifestationen, vor allem den heftigen Juckreiz, in den Griff bekommen und den Kindern ein normales Leben ermöglichen. Gleichzeitig müssen die Eltern darüber aufgeklärt werden, dass die Neurodermitis fast immer mit der Pubertät ganz von selbst komplett verschwindet. Doch die verurteilten Eltern Thomas und Manju halten selbst jetzt noch an ihrem Homöopathieglauben fest und zeigen die typische sektentypische Uneinsichtigkeit so vieler Opfer von pseudomedizinischen Scharlatanen.

Die Homöopathie ist heute das Flagschiff der esoterischen Medizin. Sie ist nicht deswegen so erfolgreich, weil es sich hier um eine nachweislich wirksame und sanfte Medizin handelt, sondern weil Homöopathen und Anbieter der Homöopathie es unter anderem verstanden haben, der Öffentlichkeit ihre Pseudowissenschaft mit großem finanziellen Aufwand und viel Propaganda als „fortschrittliche Medizin" und „echte Ergänzung" oder sogar als „Alternative" zur Schulmedizin zu verkaufen. (Siehe dazu auch die Kapitel „Werbung mit allen Mitteln", „Alternativmedizin und Pseudowissenschaft auf ‚Akademisch'" und „Lüge und Selbsttäuschung").

Auch Sie haben bereits homöopathische Mittel benutzt? Sie brauchen sich nichts vorzuwerfen, denn Sie befinden sich in guter Gesellschaft. An dieser Stelle möchte ich deshalb die vielen Menschen in Schutz nehmen, die den leeren Versprechungen der Homöopathieanbieter blind glauben. Denn um den ganzen Sinn oder Unsinn der Homöopathie zu durchschauen, sind Grundkenntnisse der Physik, Chemie und Medizin erforderlich und außerdem ist es notwendig, ein nicht alltägliches Bewusstsein für die engen Zusammenhänge von Homöopathie und dem Aberglauben Astrologie zu entwickeln. Doch genau über dieses Wissen verfügen nur wenige der Betroffenen. Dabei spielt auch die Tatsache eine gewichtige Rolle, dass so viele Menschen sich nach Gesundheit, einem langen Leben, sanfter und nebenwirkungsfreier Heilung von Krankheiten und sogar Wunderheilungen sehnen. Vielen ist auch nicht bewusst, was sie alles der, von vielen Esoterikern so oft verpönten „Schulmedizin", zu verdanken haben.

Es wundert daher nicht, dass die Jahresumsätze der Homöopathie ständig steigen. Laut Bericht des „Spiegels" betrug im Jahr 2009 der Jahresumsatz der homöopathischen Industrie in Deutschland 400 Millionen Euro, wobei Deutschland und Frankreich die wichtigsten Märkte für Homöopathieanbieter wie etwa die Deutsche Homöopathie-Union (DHU) sind.

Aus all den eingangs erwähnten Gründen erscheint es notwendig, das Kapitel Homöopathie sehr viel ausführlicher als andere esoterische Therapieformen darzustellen. Deshalb gehe ich auf die Entstehungsgeschichte der Homöopathie und das mittelalterliche Weltbild Hahnemanns und all seine Thesen, die noch heutig voll gültig sind, näher ein. Es muss auch die Frage beantwortet werden, ob es klare Beweise für die von Homöopathen behauptete Wirkungsweise ihrer Kunst gibt und ob Homöopathie auch bei Kindern und Tieren nützlich ist. Ganz zentral ist außerdem die Frage, ob Homöopathie eine ernstzunehmende Wissenschaft ist oder in Wirklichkeit nur eine esoterische Pseudowissenschaft mit engen Beziehungen zur Astrologie.

Tatsache ist jedenfalls, dass sich die Homöopathie seit Hahnemann nicht wesentlich weiterentwickelt hat. Würde ein einst weltberühmter Chirurg wie etwa Sauerbruch, der 1951 verstarb, heute bei einer Chirurgieprüfung antreten, würde er mit Sicherheit beim Examen durchfallen. Hahnemann hingegen, der rund 100 Jahre vor Sauerbruch lebte, würde jede Homöopathieprüfung glanzvoll bestehen, einfach deswegen, weil die Homöopathie keine wirklich neuen Errungenschaften vorzuweisen hat. Um es mit den Worten von Edzard Ernst (Professor für Komplementärmedizin an der Universität Exeter) zu sagen: „Die Homöopathie durfte sich nicht weiterentwickeln, denn sie ist ein Dogma."

Ein Blick zurück: Donner und Blitz

Die Nationalsozialisten wollten einst der „verjudeten und marxistisch durchseuchten Schulmedizin" die Homöopathie entgegensetzen, sie sollte in der „Neuen Deutschen Heilkunde" eine zentrale Stelle einnehmen.

Zwischen 1936 und 1939 fanden an verschiedenen homöopathischen Krankenhäusern im Auftrag des Reichsgesundheitsamtes Arzneimittelprüfungen und teilweise placebokontrollierte Studien zur Homöopathie statt. Diese Überprüfung führte jedoch zu für die Homöopathie katastrophalen Ergebnissen.

Mit dabei war der Homöopath Fritz Donner, der zwischen 1927 und 1931 am Stuttgarter Homöopathischen Krankenhaus tätig war und seit 1931 als Chefarzt einer homöopathischen Abteilung des Berliner Behring-Krankenhauses fungierte. Bis zum Jahr 1944 war Donner auch Herausgeber der „Allgemeinen Homöopathischen Zeitung".

Doch entgegen den Erwartungen kam bei all den Untersuchungen nichts Positives für die Homöopathie heraus und Donner bezeichnete die Resultate der Studien als „totales Fiasko". Selbst der Homöopath Hanns Rabe, Vorsitzender der homöopathischen Ärzte und Leiter der Doppelblindstudien mit Silicea D30 (Kieselerde), musste eingestehen: „Wir können doch das gar nicht, was wir behaupten."

Jahrzehnte später, im Ruhestand 1966, verfasste Donner für das Deutsche Bundesgesundheitsamt einen Bericht über die Studien der Nazis, der einen guten Einblick dahingehend ermöglichte, zu welch „totalem Fiasko" die Untersuchung für die Homöopathie geworden war.

Aus dem Bericht von Donner geht klar hervor, dass alle Studien zur Wirksamkeit von Mittel- und Hochpotenzen im Klinikbereich nur eines zeigten, nämlich dass Homöopathie nicht besser wirkt als Placebo. Donner fasste letztlich seine Ergebnisse mit folgenden Worten zusammen: „Die Ansichten der homöopathischen Ärzte über die Wirksamkeit der Homöopathie sind Wunschvorstellungen, die in erheblicher Diskrepanz zu den nun mal vorliegenden Realitäten stehen." Dann fügte er noch hinzu: „Jene Homöopathen, die in ihrer Methode ein Glaubenssystem sehen, das nicht angezweifelt werden darf, befinden sich in einer Dauerhypnose." (Siehe auch das Kapitel „Alternativmedizin und Pseudowissenschaft auf ‚Akademisch'".)

Wirklichkeit, Irrtum oder Lüge?
- „Das Chinarindenexperiment Hahnemanns ist der Wirksamkeitsbeweis der Homöopathie."
- „Das Grundkonzept der Homöopathie ist fortschrittlich und hat mit esoterischen Vorstellungen nichts zu tun."
- „Das Urübel – der Sündenfall – ist Ursprung aller Krankheiten." (Hahnemann)
- „Die Arzneifindung der Homöopathen ist eine objektive Testmethode."
- „Heilung verläuft stets von oben nach unten, von innen nach außen, vom wichtigsten zum unwichtigeren Organ."
- „Je höher der Potenzierungsgrad (durch Verdünnen und Schütteln), desto wirksamer die Therapie."
- „Homöopathie steht nicht im Gegensatz zur Wissenschaft."
- „Wissenschaftliche Studien belegen die Wirksamkeit der Homöopathie."
- „Homöopathie wirkt, sogar bei Kleinkindern und Tieren, und wer heilt, hat recht."
- „Homöopathie ist eine ganzheitliche, sanfte, nebenwirkungsfreie Heilmethode; sie heilt Krankheiten, ohne die Symptome zu unterdrücken, während die Schulmedizin nur Symptome kuriert."

Wie entstand die Homöopathie?

Der deutsche Arzt Samuel Hahnemann lebte von 1755 bis 1843 und veröffentlichte im Jahr 1810 sein für Homöopathen grundlegendes Hauptwerk „Das Organon der rationellen Heilkunde". Er gilt als Begründer der Homöopathie. Hahnemann, der ein geschickter Werbefachmann in eigener Sache war, versuchte recht erfolgreich, Adelsfamilien von der Wirksamkeit seiner Methode zu überzeugen.

Hahnemann erkannte die Unzulänglichkeiten und Gefahren der damaligen Heilkunde und bemühte sich, eine wirksame, dabei aber nebenwirkungsfreie Medizin zu betreiben. Im Chinarindenexperiment von 1790 glaubte er, im Selbstversuch seine Thesen zur Homöopathie („Simila simbilibus curentur"/„Ähnliches werde durch Ähnliches geheilt") beweisen zu können. Dabei ging er davon aus, dass eine fiebersenkende Substanz wie Chinin imstande sei, in homöopathischer Verdünnung Fieber bei Gesunden zu erzeugen. Hahnemann zählte auch fälschlicherweise Kaffee, Arsen, Pfeffer und Branntwein zu den fiebererzeugenden Substanzen. In seinem berühmten Selbstversuch stellte Hahnemann nach Einnahme von Chinarinde in homöopathischer Verdünnung bei sich eine Pulserhöhung fest, die er automatisch mit „Fieber" gleichsetzte. Da aber Chinarinde – wie wir längst wissen – genauso wenig wie Kaffee, Branntwein oder Pfeffer Fieber erzeugt, konnte das Chinarindenexperiment seither – für uns heute wenig überraschend – nie erfolgreich wiederholt werden. Trotzdem gilt in der Homöopathie bis heute das Chinarindenexperiment als ein „klarer Beweis" der Richtigkeit der Annahmen Hahnemanns.

Das Weltbild Hahnemanns und seiner Zeit

Hahnemann und seine Zeitgenossen waren von den abergläubischen Vorstellungen der Antike und des Mittelalters geprägt. Sie alle glaubten an die Lehre von den vier Säften des Hippokrates von Kos („Entstehung von Krankheiten auf Basis eines Ungleichgewichts der vier Säfte"), an die vier Grundqualitäten nach Galen (warm, trocken, kalt, feucht, die für die Mischung der Körpersäfte verantwortlich sind) sowie daran, dass Eiter Wunden reinigt („lobenswerter Eiter").

Damals wussten die Gelehrten nichts von Bakterien, Viren, Erbkrankheiten, degenerativen und psychischen Erkrankungen. Hahnemann und seine Jünger suchten nicht nach Ursachen von Erkrankungen, sondern versuchten ein „Symptombild" und ein dazu passendes „Arzneimittelbild" zu erstellen.

Die damaligen medizinischen Vorstellungen waren auch stark vom christlichen Glauben – von der Befleckung des Menschen durch den Sündenfall –, Magie und Astrologie geprägt. Darauf gründet auch Hahnemanns Miasmen- und Psoralehre. Unter Miasmen verstand Hahnemann „das Urübel (Befleckung/Verschmutzung der Menschheit durch den Sündenfall) als Ursprung aller Krankheiten", wobei er davon überzeugt war, „dass die chronischen Erkrankungen auf einen Krätzeausschlag, Syphilis oder Psora zurückgehen". Die Psora sah er als „älteste und verderblichste chronische Infektionskrankheit und Grundursache aller Erkrankungen, die den Geist der Lebenskraft zerstört".

Der mittelalterlichen Alchemie entstammen der Glaube an „die geistigen Wesenseigenschaften – der geistigen Kraft – der Materie", an Ursubstanzen, Urprinzipien und die kosmische Urkraft (Urgrund: Gott), die sämtliche Ebenen der physischen Wirklichkeit senkrecht durchziehen, und an die geistige Lebenskraft – vis vitalis – „deren

Verstimmung Erkrankungen auslöst". Besonders dieser Glaube des Vitalisten Samuel Hahnemanns an die „geistige Lebenskraft" ist ein zentraler Bestandteil der Homöopathie. Denn Hahnemann verstand Krankheit als Folge einer „Verstimmung der Lebenskraft", die unsichtbar ist und nur an ihren Wirkungen (also Symptomen) zu erkennen sei. Er glaubte mit seiner Methode „Gegenkräfte des Körpers" anzuregen, um so Heilung zu erzielen.

Wer glaubt, dass all diese antiken oder mittelalterlichen längst überholten Vorstellungen heute nicht mehr geglaubt und gelehrt werden, der lese zeitgenössische Bücher zur homöopathischen Lehre etwa „Das Handbuch der Homöopathie" von Mathias Dorcsi, S. 18–196 oder den Artikel von C. Fischmeister im „Facharzt" vom Februar 2002 mit dem Titel „Wie denkt ein klassischer Homöopath?".

Während die heutige moderne Medizin mit genauer Diagnose nach Ursachen fahndet – wie Erbkrankheiten, bakterielle oder virale Infekte, Krebserkrankungen, degenerative Krankheiten, psychosomatische Erkrankungen, Vergiftungen, Mangelzuständen etc. –, um diese gezielt zu bekämpfen, sucht die Homöopathie vor allem nach (subjektiven) Symptomen, zum Beispiel Missempfindungen. Dabei werden Arzneimittel an Gesunden getestet, die angeben, welche Empfindungen sie bei ihnen ausgelöst haben: So entsteht das „Arzneimittelbild". Zur Therapie wählt der Homöopath anschließend jenes Mittel – die „Ursubstanz" – dessen Bild am ehesten dem Symptomenbild entspricht.

Die Thesen der Homöopathie

Die Grundpfeiler der Homöopathie sind:

1. Das *Ähnlichkeitsprinzip* (Similia similibus curentur = „Ähnliches kann durch Ähnliches geheilt werden").

Das bedeutet: Krankheiten werden durch solche Mittel geheilt, die – potenziert – an gesunden erwachsenen Versuchspersonen ähnliche Krankheitssymptome auslösen wie die, an denen der Patient leidet. Konkret heißt das: Beim Schneiden einer Küchenzwiebel (Allium cepa) läuft aus der Nase ein brennendes Sekret und man beginnt zu niesen, wobei im Freien alles besser wird. Leidet ein Patient an einem Schnupfen mit derartigen Beschwerden, wird ein Homöopath Allium cepa verordnen.

2. Das *Potenzieren* (Dynamisieren): Auf festgelegte Weise werden Verdünnungsreihen mit dazwischengeschaltetem und ritualisiertem Schütteln – etwa durch das zehnfaches Schlagen eines Behälters auf ein Lederkissen in Richtung Erdmittelpunkt – angelegt. Beim Vorgang des Dynamisierens verliert, im Glauben der Homöopathen, die Wirksubstanz (Ursubstanz) ihren stofflichen Charakter und verwandelt sich mehr und mehr in Energie und Information und die geistige Kraft der Arznei passt letztlich zur geistigen Herkunft der Erkrankung. Das immer noch für Homöopathen gültige zentrale Dogma Hahnemanns lautet: Je höher potenziert, desto stärker manifestiert sich die Wirksamkeit der homöopathischen Arznei.

Die Verdünnungen werden mit „D", „C" und „Q" beziehungsweise „LM" bezeichnet. Bis D 6/C 3 spricht man von Tiefpotenzen; bei D 60/C 30 von Hochpotenzen. Konkret wird beispielsweise die Pflanze Belladonna (Tollkirsche) – laut Astrologen eine „Marspflanze", mit Eigenschaft des Gottes Mars ausgestattet – zuerst ausgepresst, dann wird ein Teil dieser Belladonna-Urtinktur mit neun Teilen eines

Lösungsmittels (konzentrierter Alkohol oder Wasser) unter zehnfachem Schütteln vermischt. Diese Erstverdünnung von 1:10 bezeichnen Homöopathen als Belladonna-D1-Tinktur. Von der nun verdünnten Belladonna-Lösung wird dann ein Teil entnommen und wiederum unter zehnfachem Schütteln mit neun Teilen des Lösungsmittels vermischt, so entsteht Belladonna-D2, und dieser Vorgang kann beliebig oft wiederholt werden.

Das Potenzieren kann sowohl in Dezimal- als auch in Centesimalschritten (100-fache Verdünnung) erfolgen, wobei das Potenzieren in Centesimalschritten mit dem Buchstaben C bezeichnet wird. D3 bedeutet demnach: Ein Gramm Ursubstanz aufgelöst in einem Liter Wasser; die Potenz D20 (1:10 hoch 20) entspricht der Auflösung von einer einzigen Tablette – zum Beispiel Aspirin – im Wasser des gesamten Atlantiks, und C60 ist vergleichbar mit der Verdünnung von einem Salzkorn in 10.000 Milliarden Kugeln von der Größe unseres Sonnensystems.

Ab D24 – also mit Überschreitung der Avogadro'schen Zahl von 10 hoch 23 (die Avogadro-Konstante ist die Zahl der Moleküle in einem Mol = Molmasse in Gramm) ist die Verdünnung so groß, dass statistisch kein einziges Molekül der Ursubstanz mehr in der verordneten Arznei vorhanden sein kann. Sicher ist eines: In Flaschen mit der Aufschrift „Phosphor oder Belladonna C30" – also eine Verdünnung von 30 x 1:100 – ist keine Spur von Phosphor oder Belladonna mehr enthalten. Da aber im Verständnis der Wissenschaft eine Verdünnung jenseits der Avogadro-Zahl nicht mehr möglich ist (wie soll ein „Nichts" weiter verdünnt werden?) würde eine nachweisliche medizinische Wirkung einer hochpotenzierten Ursubstanz eine Revolution der Physik, Chemie und auch der Philosophie zur Folge haben.

Homöopathen potenzieren nicht nur harmlose Naturprodukte, sondern auch problematische Substanzen wie unter anderem Schwermetalle (Arsen, Blei, Cadmium oder Quecksilber), manchmal auch giftige oder möglicherweise kanzerogene Pflanzen (beispielsweise Aconitum, Belladonna, Podophyllin, Nux vomica, Beinwell) und sogar Absurditäten wie: Excrementum canicum (Hundekot gegen Depression, Schlafmangel und Schokoladeverlangen), Rattenblut, Menstruationsblut, Asbest, Coca Cola, Mondstrahlen, Licht des Polarsterns, Röntgenstrahlen, Milzbrand-Bakterien, Eiter, isländische Lava, TNT, Vakuum und vieles mehr.

Niedrig potenzierte (wenig verdünnte) Homöopathika – egal ob in alkoholischen oder wässrigen Lösungen, in Streukügelchen (Globuli) oder Salben – können sehr wohl, wenn über längere Zeiträume eingenommen, gefährliche Nebenwirkungen auslösen, etwa Vergiftungen durch Blei, Quecksilber oder Arsen.

3. Die *Lehre von Konstitutionen und Hierarchien*: Homöopathen glauben an die vier Konstitutionstypen des Menschen (Choleriker, Melancholiker, Phlegmatiker und Sanguiniker) mit Affinität zu bestimmten Wirkstoffen. Dieser Glaube erfolgt in Anlehnung an die mittelalterliche Vier-Säfte-Lehre des Hippokrates und die vier Grundqualitäten des Galen und an zehn Hierarchien der Emotionen und der Organe. Letzteres bedeutet: „Die Heilung verläuft von oben nach unten, von innen nach außen und vom wichtigsten zum weniger wichtigeren Organ."

Demnach wäre, gemäß homöopathischer Denkweise[12], die Haut „das unwichtigste Organ des Menschen". Dass Hahnemann und seine Jünger die Haut als das unwichtigste Organ des Menschen sahen, ist aus damaliger Sicht verständlich. Wenn aber heutige Mediziner an diesem veralteten Konzept immer noch festhalten, die große Bedeutung der Haut – auch für das Immunsystem – bagatellisieren und selbst astrologische Vorstellungen für bare Münze nehmen, dann ist das absurd und unentschuldbar.

4. Die *Arzneimittelprüfung der Homöopathen* – geprüft wird laut Hahnemann stets in einer C30-Hochpotenz an gesunden Erwachsenen – erfolgt in vorwissenschaftlicher Manier stets ohne Prüfung gegen ein Placebo und nie im Doppelblindverfahren.

Dieses rein subjektive Verfahren hat mit exakter Wissenschaft nichts zu tun. Bei der Suche nach dem richtigen Mittel fragen Homöopathen auch nach Umweltfaktoren. Die Homöopathie kennt zwölf derartige Faktoren – wie etwa: thermische, meteorologische, sensorische, positionelle –, die als Modalitäten bezeichnet werden. Dass es genau zwölf Modalitäten sind, ist kein Zufall. (Siehe im Kapitel „Die Welt der Esoterik: ein Überblick".) Für klassische Homöopathen gibt es bis heute keine eigenständige Krankheiten im Sinne der „Schulmedizin", sondern eben nur Symptome, die auf „Verstimmung der Lebenskraft" zurückzuführen sind und die mit „dynamisierten Urtinkturen" behandelt werden.

Homöopathie, Astrologie und andere esoterische Pseudowissenschaften haben viele Gemeinsamkeiten

Die Gemeinsamkeiten zwischen Homöopathie, symbolischer Astrologie, Kabbala und Numerologie liegen klar auf der Hand. (Siehe dazu auch die Übersicht im Kapitel „Die Welt der Esoterik: ein Überblick".)

Hahnemann glaubte, genau wie viele heutige Astrologen und Homöopathen, an das „geistige Wesen der Ursubstanz", an die „kosmische Urkraft" und an die „Uridee, die alle Ebenen von oben bis unten durchzieht". Das nennen Astrologen und andere Esoteriker „senkrechtes" Denken.

In Anlehnung an den alten Götterglauben der Antike steht im senkrechten Weltbild der Astrologie beispielsweise das Urprinzip Mars („der Kriegsgott und Herrscher über den wilden Widder") in Analogie zu Aggression und Wildheit, zu bestimmten Organen und Körperbestandteilen wie etwa Blut, Kopf, Zähnen, Nägeln, Galle, quergestreifter Muskulatur, dem „Element" Feuer, zur roten Farbe des Blutes und zu bestimmten Marspflanzen.

In der Homöopathie werden daher die oft stacheligen „Marspflanzen" der Astrologen mit bestimmten menschlichen Organen (Blutgefäßen, Gallenblase, Muskeln und Kopf), der Farbe Rot und dem Element Feuer in Verbindung gebracht. Deswegen verordnen Homöopathen die Ursubstanzen Aconitum, Allium cepa und Belladonna – alles „Marspflanzen" – gegen heftige, fiebrige, feurige Entzündungen, bei Gallensteinleiden sowie bei hochrotem Kopf, Blutungen und Blutstau. Genau solche unsinnigen Empfehlungen zur Behandlung von heftigen fieberigen Erkrankungen mit der Marspflanze Belladonna findet man immer wieder in verschiedensten Zeitschriften und online. Konkret zum Beispiel auch in einem Artikel einer bekannten Homöopathin in den „Salzburger Nachrichten" vom 17. 10. 2011.

Auch andere Planeten und deren Pflanzen spielen im Denken der Homöopathen eine große Rolle. Der Planet Saturn steht in der Astrologie stets in Verbindung mit der Farbe Bleigrau, dem Metall Blei, mit Kalkablagerungen, Reduktion und Steinleiden. Zusätzlich sehen Astromediziner eine Verbindung zwischen dem Urprinzip Saturn zu Skelett, Niere, Galle und Milz. Es wundert daher nicht, dass die „Ursubstanz" Lycopodium (eine „Saturnpflanze") und das metallische Blei von Homöopathen bei Patienten mit reduziertem Allgemeinzustand, schmutzig-grauer Hautfarbe und „Verhärtungen", ausgelöst durch Gicht, Arteriosklerose,

Erkrankungen von Galle, Niere (Nephrosklerose) und Skelett eingesetzt werden. Der Riesenplanet Uranus steht im senkrechten Weltbild der Astrologie mit Krampfadern, Nerven und dem Sexualtrieb in Verbindung. Folgerichtig wird die wichtigste „Uranuspflanze" der Astrologie – Hamamelis – von Homöopathen bei der Behandlung von Symptomen, ausgelöst durch Krampfadern, venösen Blutungen, Nervenentzündungen und Hodenerkrankungen eingesetzt.

Der Glaube allein reicht nicht für den Wirksamkeitsnachweis der Homöopathie

Im renommierten Wissenschaftsmagazin „Nature", Bd. 333, erschien im Jahr 1988 ein Bericht, der die gesamte Welt der Homöopathen in Verzückung versetzte. In diesem Artikel wurden die Arbeiten des Franzosen Dr. Jacques Benveniste vorgestellt, der – nach eigenen Angaben – eine sensationelle Entdeckung gemacht hatte: Er behauptete, dass hochgradig verdünnte (potenzierte) Antigene über einen „Gedächtniseffekt des Wassers" weiße Blutzellen (Leukozyten) beeinflussen können. Ohne weitere Kontrolluntersuchungen abzuwarten, erklärten die Homöopathen, dass somit der von ihnen lang ersehnten Beweis für die Wirksamkeit ihrer therapeutischen Künste erbracht worden war.[13]

Allerdings gelang es Forschern in aller Welt nicht, den Effekt im Experiment zu bestätigen. Ganz im Gegenteil: Unter der Aufsicht des „Nature"-Chefredakteurs John Maddox und des amerikanischen Pseudowissenschaften-Gegners James Randi gelang es Benveniste nicht mehr, seine eigenen Ergebnisse zu wiederholen. Auch eine Serie von Experimenten unter Leitung des Physikers und Nobelpreisträgers George Charpak zeigte, dass

Benvenistes These vom „Wassergedächtnis" grober Unfug ist. Nachträglich stellte sich außerdem noch heraus, dass Benveniste sich allzu sehr auf seine Mitarbeiterin, die Homöopathin Elisabeth Davenas, verlassen hatte. Ihr hatte das Ablesen der Versuchsergebnisse oblegen. Doch als in nachfolgenden Studien die Testproben – wie es ernsthafte Test auch erfordern – geheim codiert und verblindet getestet wurden und Davenas nicht mehr wissen konnte, ob sie die echten, homöopathisch behandelten Proben oder nur mit reinem Wasser behandelte Kontrollproben beurteilte, zeigte sich, dass sie einer Selbsttäuschung erlegen war. Das pseudowissenschaftliche Kartenhaus stürzte in sich zusammen.

Trotz all dieser eindeutig negativen Testergebnisse werden die Arbeiten von Benveniste von Anhängern der Pseudowissenschaft bis heute als „Wirksamkeitsbeweise" zitiert. Ungeachtet dessen behauptete Benveniste außerdem später, „Wasserinformationen" über Telefon oder Internet übertragen zu können. Wegen all seiner bedeutenden wissenschaftlichen „Erfolge" erhielt Benveniste 1991 und 1998 den satirischen Ignoble-Nobelpreis für Chemie. Im Jahr 2004 verkündete „Nature", dass die einst veröffentlichte Studie von Benveniste von der Wissenschaft nicht ernst genommen werden kann.

Die Vertreter der Homöopathie, deren Forschung nur dazu dient, die Regeln Hahnemanns zu bestätigen, ohne jemals seine Dogmen zu hinterfragen, leugnen konsequent homöopathiekritische Studienergebnisse und verweisen dabei stets auf von ihnen durchgeführte Metaanalysen, die eine Nützlichkeit der Homöopathie angeblich beweisen. Gerade im Falle der Homöopathie fehlt fast immer das wichtigste Kriterium wissenschaftlicher Wahrheit, nämlich eine nachgewiesene Reproduzierbarkeit ihrer Ergebnisse durch unabhängige Prüfer. Wo Wiederholungen derartiger Prüfungen stattfanden, führten sie zu einem negativen Ergebnis.[14]

Doch alle seriösen Doppelblindstudien, die Homöopathie im Vergleich zum Placebo untersuchten, zeigen, dass Homöopathie nicht besser als jedes beliebige – und meist weit billigere – Placebo wirkt. Diese Ergebnisse findet man in unterschiedlichsten Studien bestätigt: Kopfweh-Studie von Walach und Gaus[15], an der auch sechs Homöopathen und Medizinstatistiker beteiligt waren und die den Bedürfnissen der Homöopathen ebenso Rechnung trägt wie den international gültigen Standards der Arzneiprüfung; die im „The Lancet" 2005[16] unter dem Titel „Das Ende der Homöopathie" publizierte Metaanalyse von Prof. Matthias Egger, der 110 placebokotrollierte Studien zusammenfasste; „A systematic review of systematic reviews of homeopathy"[17]; „Effects of homeopathy on analgetic intake following knee ligament reconstruction"[18]; „No effect of homeopathy on bleeding, inflammatory, and ischaemia after aortic valve surgery".[19]

Homöopathie-Anbieter behaupten auch gerne, dass homöopathische Arzneien sich hervorragend für den prophylaktischen Einsatz in der Massentierhaltung eignen. Allerdings konnten Forscher zeigen, dass es sich hier um leere Versprechungen handelt. Die Forscher behandelten 1.440 Ferkel mit niedrig dosierten Antibiotika, Placebo und homöopathischen Arzneien und fanden dabei keinerlei Unterschiede in der Häufigkeit von unterschiedlichen Infektionserkrankungen bei den Tieren.[20]

Neben all den eindeutig negativen Studien zur Homöopathie existieren allerdings auch mehrere Studien, die – bei oberflächlicher Betrachtung – eine geringe Überlegenheit der Homöopathie dem Placebo gegenüber zeigen. Eine dieser von Homöopathen immer wieder zitierten wissenschaftlichen Studien ist die Metaanalyse des Mediziners Klaus

Linde (TU München) von 1997. Damals meinte Linde, dass seine Ergebnisse zeigen würden, dass Homöopathie doch besser wirkt als Placebo. Diese Metastudie wurde international aber deswegen kritisiert, weil viele wissenschaftlich minderwertige, wenig aussagekräftige Einzelstudien in sie eingeflossen waren. Als Linde 1999 eine ähnliche Studie mit hochwertigen Einzelarbeiten veröffentlichte, musste er zugeben, dass seine erste Metaanalyse den Effekt der Homöopathie zumindest überschätzt hatte. Im Jahre 2005 schrieb Linde einen Brief an „The Lancet" und stellte dabei fest: „Unsere Metaanalyse von 1997 wurden unglücklicherweise von Homöopathen als Beleg für die Wirksamkeit der Homöopathie missbraucht", und er fügte hinzu: „Wir stimmen zu, dass die Homöopathie höchst unplausibel ist und dass die Belege aus placebokontrollierten Studien nicht überzeugend sind."

Auch die Homöopathiestudie der eidgenössischen technischen Hochschule (ETA) von 2005 zeigt große Schwächen. Bei dieser Studie, die den Zweck verfolgte, schon veröffentlichte Metaanalysen nachzuprüfen und eine positive Neubewertung vorzunehmen, zeigt sich, wo die Schwachstelle derartiger Studien liegt. Dort lesen wir im Schlussbericht des unabhängigen Bewertungsausschusses des PEK (Program for Evaluating Complementary Medicine) folgenden Satz: „Bei der Wertung der Evidenz ist es in derartigen Bewertungsberichten grundsätzlich unumgänglich, dass subjektive Einschätzungen und Einstellungen der beteiligten Personen oder ein Teil der Autoren den Verfahren positiv gegenüberstehen beziehungsweise von deren Wirksamkeit weitgehend überzeugt sind", und: „Es steht außer Frage, dass strikte Vertreter der üblichen Evidenzhierarchie die vorgelegten Bewertungen als wissenschaftlich unhaltbar und unangemessen positiv bewerten werden." Mit anderen Worten: Bei der Auswertung von Studien kommt es immer darauf an, wie unvoreingenommen die Auswertung erfolgt und dass subjektive Wünsche nicht in Studien miteinfließen. (Dies zeigte sich ja auch bei dem Auswertungsdesaster der Benveniste-Studie durch eine voreingenommene Prüferin). Ins gleiche Horn stößt der Quantenphysiker Anton Zeilinger, dessen wissenschaftlichen Arbeiten oft als Erklärung für die angebliche Wirkungsweise der Homöopathie herhalten müssen. Dazu stellte Professor Zeilinger in der „Süddeutschen Zeitung" fest: „Dass ein Bezug zwischen meiner Arbeit und der Homöopathie hergestellt wird, ist wissenschaftlich unbegründet; ich bedaure es sehr, dass mein Name damit in Verbindung gebracht wird. Homöopathie ist in meinen Augen ein reiner Placeboeffekt."

Schon vor über 100 Jahren hat man in der Medizin damit aufgehört, von Einzelbehauptungen und Einzelfällen auf allgemein Gültiges zu schließen. Es ist längst nicht mehr legitim, mit Anekdoten Kausalitäten zu begründen, etwa zu behaupten, dass Rauchen nicht schädlich ist, nur weil der eigene Großvater 50 Zigaretten am Tag verpaffte und trotzdem 100 Jahre alt geworden ist. Genauso wenig legitim ist es, mit Einzelstudien – die so gut wie nie nach wissenschaftlichen Kriterien durchgeführt werden – die Richtigkeit von homöopathischen Dogmen beweisen zu wollen. Doch genau das tun Homöopathen, die mit großer Vorliebe auf „Studien" hinweisen, die sich bei näherer Betrachtung fast immer als zweckorientiert und wertlos herausstellen. Deswegen hat Professor Edzard Ernst (Professor für Komplementärmedizin in Exeter) auch einen lukrativen Preis ausgesetzt: Er zahlt jedem, der die Wirksamkeit der Homöopathie nachweist, 100.000 Dollar. Bisher hat noch kein Homöopath sich diesen Preis verdient.

Bei der Auswertung von Homöopathie-Studien muss auch die Frage gestellt werden, ob es überhaupt einen

Sinn macht oder möglich ist, mithilfe von Werkzeugen der evidenzbasierten Wissenschaft (die auch nie ganz frei von Fehlern sein kann) ein Verfahren zu überprüfen, dass mit wissenschaftlichen Erkenntnissen nichts zu tun hat? Denn die esoterischen Grundlagen und Regeln der Homöopathie widersprechen komplett denen der „Schulmedizin", somit auch den Regeln der evidenzbasierten Wissenschaft, was dazu führt, dass bei derartigen Studien letztlich Äpfel und Birnen miteinander verglichen werden.

Wie es wirklich ist

Homöopathie hat mit Fortschritt, exakter Wissenschaft oder neuen therapeutischen Wegen nichts zu tun. Sie verkörpert ein mittelalterliches – teilweise vormittelalterliches –, dogmatisches, in sich geschlossenes und esoterisches Weltbild, das wissenschaftliche Erkenntnisse ignoriert und Selbstkritik nicht kennt. Ihre Vertreter zeigen oft das typische Verhalten von Sektengurus: Sie sehen in jedem Kritiker einen Feind und Weltverschwörer.

Um zu verstehen, warum Homöopathie nichts anderes als Scheinmedizin ist, bedarf es keiner großen, für Laien oft unverständlichen und teuren Studien. Eigentlich reichen Grundkenntnisse der Chemie und Physik, ein Bewusstsein für die Zusammenhänge der Paramedizin mit der Welt der Esoterik – besonders der Astrologie – und vor allem der simple Hausverstand! Denn die Vorstellung, dass durch Verdünnen und Verschüttelung Informationen/Signale erzeugt und diese – selbst in höchster Verdünnung – an Zellen weitergegeben werden, ist durch nichts bewiesen und gleichzeitig die logische Hauptschwachstelle der Homöopathie.

Die irrige – aus vorwissenschaftlicher Sicht verständliche – Vorstellung Hahnemanns, dass in der Natur nur reine (Ur-)

Substanzen vorkommen, muss heute als unsinnig zurückgewiesen werden. Das gilt sowohl für die „Ursubstanzen" der Homöopathie – zum Beispiel Austernschale (Hepar sulfuricum) – als auch für alle in der Homöopathie verwendeten Lösungsmittel wie konzentrierter Alkohol, Leitungs- oder Brunnenwasser und Zucker. In Mitteleuropa stellt man konzentrierten Alkohol für Apotheken und Arzneifirmen aus Roggen, Mais, Reis oder Kartoffeln her, daher enthält auch der Alkohol unerwünschte, ja unbekannte Verunreinigungen/Nebeninhaltsstoffe, die aus den oben genannten Ausgangsprodukten stammen. Ähnlich verhält es sich beim Wasser, das – je nach Quelle – mehr oder weniger Kalk, Eisen, Schwermetalle, Mikroorganismen und sonstige Verunreinigungen beinhaltet.

Die erlaubte Obergrenze für all diese Verunreinigungen ist im deutschen Arzneibuch festgelegt. So darf beispielsweise Benzol in einer geringen Dosis im Apothekenalkohol enthalten sein, eine Dosis, die aber unendlich weit höher liegt als die Dosis einer homöopathischen Ursubstanz in einer D60-Potenz. Im Wasser sind sogar bis zu 100 Mikroorganismen pro 100 ml gestattet. Zusätzliche Verunreinigungen stammen aus dem Zucker, der zur Herstellung von Globuli benützt wird, und selbst in den vom Hersteller benützten Fläschchen – bei jedem Potenzierungsschritt wird eine neue Flasche verwendet – finden sich diverse unerwünschte Nebeninhaltsstoffe. Diese dem Produzenten und auch dem Verschreiber einer homöopathischen Arznei stets unbekannten anorganischen und organischen Verunreinigungen werden zweifelsohne bei der Herstellung eines jeden Homöopathikums mitpotenziert. Ab einer D6-Potenz übersteigt die Menge an (ständig zugeführten und mitpotenzierten) Verunreinigungen im Lösungsmittel die Menge der noch vorhandenen Urtinktur. Doch das müsste – vorausgesetzt, dass das Dogma der Homöopathie von der „überragenden

Wirksamkeit der Hochpotenzen" überhaupt stimmt – nach allen Gesetzen der Logik für Anwender ungeahnte, unkalkulierbare und unerwünschte, möglicherweise schädliche Folgen haben.

Daher stellen kritisch denkende Menschen die alles entscheidende Frage: Wie soll die Ausgangsbrühe wissen, welche der in ihr vorhandenen unzähligen bekannten und unbekannten Moleküle mitpotenziert werden sollen und welche nicht? Wüsste das die jungfräuliche Ausgangslösung (oder ein mehrfach potenziertes Zwischenprodukt), dann müsste man hier ehrfurchtsvoll von echter Zauberei ausgehen und die Gesetze der Physik und Chemie umschreiben.

Dieses Grunddilemma versuchen manche Homöopathen zu umgehen, indem sie behaupten, dass Nichtsimileprodukte im Organismus keine Resonanz erzeugen, daher auch keine Nebenwirkungen verursachen können. Doch mit dieser Argumentation sagen sie gleichzeitig, dass die Arzneimittelprüfung beim Gesunden – eine der Grundlagen der klassischen Homöopathie nach Hahnemann – nicht durchführbar sein kann, und das ist ein Schuss ins eigene Knie. Die „Breitbandtheoretiker", die Mehrheit der Homöopathen, bleiben daher dabei, dass Homöopathika – und besonders solche, die hochpotenziert verordnet werden – sehr wohl heftige Reaktionen bei Gesunden und Kranken auslösen können.

Gleichzeitig darf die Frage gestellt werden, weswegen denn die beim Potenzieren auf das Lösungsmittel angeblich übertragene Informationsenergie (kinetische Energie?) der Ursubstanz mit keinem noch so empfindlichen Messinstrument nachgewiesen werden kann? Müssten nicht Messinstrumente energetische Unterschiede zwischen einer homöopathischen Niederpotenz und einer angeblich so hochenergetischen Hochpotenz feststellen können? Doch wo nichts ist, kann auch nichts nachgewiesen werden!

Davon, dass das homöopathische Grundprinzip vom Potenzieren – und besonders das Dogma von den Hochpotenzen jenseits von D8 – von Grund auf falsch ist, können sich Mutige überzeugen, indem sie beispielsweise den gesamten Inhalt einer Flasche, in der sich ein hochpotenziertes Homöopathikum – beispielsweise Phosphor D200 – befindet, genussvoll und folgenlos einnehmen.

Beweisen Kleinkinder und Tiere die Wirksamkeit von Homöopathie?

„Homöopathie ist kein Placebo, denn es wirkt hervorragend, auch bei Kleinkindern und Tieren", behaupten ihre Anhänger. Dieser Schuss geht allerdings nach hinten los. Denn es ist schon lange bekannt, dass Scheinhandlungen durchaus bei Kleinkindern und Tieren wirken können. Das zeigen auch verschiedene Arbeiten.[21]

Homöopathen betonen seit Hahnemann immer die Wichtigkeit eines ausführlichen und zeitaufwendigen Gesprächs zwischen Arzt und Patient zur Festlegung der Leitsymptome und der korrekten Arzneidosis. Doch mit Kleinkindern und Tieren sind eingehende Gespräche – auch die Festlegung von Konstitutionstypen – nicht möglich. Die Anwendung der Regeln der klassischen Homöopathie ist daher bei Kleinkindern und Tieren ein Ding der Unmöglichkeit. Erschwerend kommt hinzu, dass die homöopathische Arzneifindung nur bei gesunden Erwachsenen ermittelt wird. Doch Kleinkinder sind keine gesunden Erwachsenen. Es ist daher nicht legitim, Resultate von Experimenten mit Erwachsenen automatisch auf Kleinkinder zu übertragen.

Weil die Regeln der Homöopathie bei Kleinkindern und Tieren nicht angewendet werden können, sind die stets subjektiven Berichte von den angeblich großen Erfolgen der Homöopathie bei Tieren und Kleinkindern nie das Resultat einer klassischen homöopathischen Behandlung, sondern stets das Ergebnis einer einfachen Scheinbehandlung. (Siehe dazu auch im Kapitel „Placebo- und Noceboeffekte".)

Bezeichnenderweise werden die meisten Homöopathika außerdem auf Empfehlung von Laien (Freunden, Verwandten, Apothekern) und nicht auf Verordnung von ausgebildeten Homöopathen eingenommen. Es sind, wie ein Blick in die vollen Regale von Apotheken zeigt, vorwiegend sogenannte „Komplexmittel", die durch Vermengung von mehreren (oft unterschiedlich potenzierten) Ursubstanzen hergestellt werden. Dies ist übrigens eine Herstellungsmethode, die von den meisten klassischen Homöopathen mit Hinweis auf Meister Hahnemann, der in seinem Werk „Organon" gegen diese Art der Homöopathie Stellung bezog, klar abgelehnt wird.

Und obwohl eine derartige Eigentherapie nichts mit den strengen Verordnungsregeln der klassischen Homöopathie zu tun hat, schwören viele Homöopathiegläubige auf derartige, oft mit Fantasienamen versehenen Komplexmittel, die sie auf Empfehlung von absoluten Laien erworben haben und die zweifelsfrei Placebos sind. Auch an diesem Beispiel zeigt sich, wie leicht Menschen durch geschickte und gezielte Werbung für ertragreiche Scheinmedikamente beeinflussbar sind.

Gegen die Anwendung der Homöopathie sprechen folgende Argumente:

Die Vorstellungen der Homöopathie widersprechen den Naturgesetzen und allen medizinischen und wissenschaftlichen Erkenntnissen. Es existiert auch weltweit keine einzige nach strengen wissenschaftlichen Kriterien durchgeführte und von unabhängiger Seite überprüfte Studie, die beweisen würde, dass Homöopathie mehr leistet als jedes andere Placebo. Denn heute reicht es nicht mehr, antike und mittelalterliche Behandlungsmethoden mit „guten Erfahrungen" oder wenig seriös durchgeführten, oft zweckorientierten Studien zu begründen.

Die beweisbare Nähe der Homöopathie zu esoterischen Pseudowissenschaften wie Astrologie, Numerologie und Kabbala und auch die klaren Logikdefizite der homöopathischen Lehre zeigen, wie wenig Homöopathie mit modernen wissenschaftlichen Errungenschaften zu tun hat. (Siehe dazu auch die Kapitel „Medizin im Mittelalter", „Ohne Astrologie keine esoterische Medizin", „Das Weltbild Hahnemanns und seiner Zeit", „Die Welt der Esoterik: ein Überblick".)

Homöopathie ist weder „naturverbunden", „sanft", „ganzheitlich" noch immer „harmlos": Selbst Homöopathen sprechen seit Hahnemann von möglichen und ernsten Nebenwirkungen – besonders bei immenser Verdünnung/Potenzierung der Ursubstanz –, negieren hingegen die wirklichen Gefahren bei Langzeitgaben von niedrig potenzierten Giften (wie etwa Arsen, Blei oder Quecksilber).

Gefährlich wird der Glaube an die Segnungen der Homöopathie besonders dann, wenn durch Homöopathie als einziger Behandlung von unspezifischen Symptomen wertvolle Zeit verloren geht. Denn gerade bei bösartigen Erkrankungen – etwa bei Darmkrebs mit dem häufigen Erstsymptom Verstopfung – kann eine länger dauernde homöopathische Therapie der Obstipation (Verstopfung) in Verbindung mit dogmatischer Berufung auf die „notwendige" Erstverschlimmerung von Symptomen dazu führen, dass eine möglicherweise lebensrettende frühzeitige chirurgische Intervention verhindert wird.

Schwer wiegen auch die Logikdefizite der Homöopathie wie unter anderem die Vorstellung, dass in der Natur absolut reine Ausgangssubstanzen zur Herstellung homöopathischer Arzneien existieren. Diese ausnahmslos in kleinsten oder auch größeren Mengen in der Ursubstanz, im Lösungsmittel und in den während der Herstellung benützten Gefäßen vorhandenen (den Homöopathen aber immer unbekannten) Verunreinigungen würden logischerweise – vorausgesetzt, dass die Thesen der Homöopathie überhaupt wahr sind – mitpotenziert werden und besonders in hochpotenzierter Form zu unvorhersehbaren massiven Wirkungen und Nebenwirkungen sowohl bei Gesunden als auch bei Kranken führen. Doch egal in welcher Hochpotenz Globuli geschluckt werden, es passiert überhaupt nichts, wie Skeptiker in aller Welt bei ihrer Aktion „Homöopathie: Nichts drin, nichts dran" (die 10 hoch 23 Aktion), am 5. 2. 2011 öffentlich und vor laufender Kamera zeigen konnten.

Homöopathen vertreten ein in sich geschlossenes Glaubenssystem und ein längst überholtes, dogmatisches (mittelalterliches) Menschen- und Weltbild, das seit Hahnemann von Homöopathen nie infrage gestellt wurde. Homöopathie ist daher eine dogmatisch-irrationale Heilslehre. Sie ist nicht nur unwissenschaftlich, sondern pseudowissenschaftlich, da sie sich fälschlicherweise als Wissenschaft präsentiert.

Nosoden – Immunisieren auf Esoterisch

Den Begriff Nosoden prägte 1830 der Amerikaner Hering, der ihn vom griechischen Wort „Nosos" – für Krankheit – ableitete. Nosoden sind homöopathische „Heilmittel", die aus potenzierten Krankheitsstoffen hergestellt werden. Es handelt sich dabei entweder um Keim-Nosoden aus abgetöteten Kulturen von Mikroorganismen (Viren, Bakterien, Pilzen) oder um Auszüge aus pathologisch veränderten menschlichen oder tierischen Organen und Geweben (Krebsgeschwülsten, Körperflüssigkeiten, Eiter, Blut, Leber, Niere). Aus diesem Ausgangsmaterial werden dann Urtinkturen oder Verreibungen hergestellt. Häufig werden Nosoden auch als Injektion verabreicht.

Die dahinter steckende Idee ist die Vorstellung, dass man bestimmte Erkrankungen bekämpfen kann, indem man aus den Ausgangsstoffen – zum Beispiel Viren, die ähnliche Krankheitsbilder wie die zu bekämpfende Krankheit verursachen – Wirksubstanzen herstellen kann, die dann zu Heilungen führen. Wenn etwa ein Herpesvirus eine Gürtelrose erzeugt – eine Erkrankung, die manchmal eine Nervenentzündung verursacht –, dann kann, dieser Lehre entsprechend, eine Herpes-Nosode Nervenentzündungen bekämpfen.

Manche homöopathische Ärzte verwenden Nosoden entweder zur „Immunisierung" von Kindern, deren Eltern die üblichen Impfungen ablehnen oder um sonstige akute und chronische Krankheiten zu heilen. (Siehe dazu auch das Kapitel „Impfgegner – Machen Impfungen krank?")

Ähnlich wie in der Homöopathie wird die Wirkung der Nosoden von Anhängern dieser Therapie mit „Informationsübertragung" erklärt.

Wirklichkeit, Irrtum oder Lüge?

- „Aus krankem Ausgangsmaterial oder körpereigenen Bestandteilen lassen sich Substanzen gewinnen, die dann wieder verabreicht zur Heilung führen."
- „Mittels Nosoden, die potenziert verabreicht werden, kann man Menschen immunisieren."

Wie es wirklich ist

Im Grunde gelten für Nosoden die grundsätzlichen Einwände wie gegen die Homöopathie (siehe bitte ausführlich im Kapitel zuvor).

An der versprochenen „Nebenwirkungsfreiheit" kann auch gezweifelt werden. Denn einerseits sind allergische Reaktionen auf Fremdgewebe immer möglich und andererseits kann eine Übertragung von gefährlichen Partikeln aus infiziertem Gewebe – selbst Rinderwahnsinn/BSE – nicht sicher ausgeschlossen werden.

Es existieren außerdem keinerlei Studien, die eine Wirksamkeit von Nosoden bestätigen würden. Einzelberichte und banale Analogieschlüsse können nicht als Wirkbeweise akzeptiert werden. Selbst mit dem Impfprinzip kann hier nicht argumentiert werden, einfach weil die stark verdünnten/potenzierten Ausgangssubstanzen viel zu gering sind, um Antigen-Antikörperreaktionen – und somit einen Schutz vor Infektionskrankheiten – zu bewirken. Obwohl derartige Behandlungen einen geringen unspezifischen Reiz auslösen können, ist die Anwendung von Nosoden – besonders aus tierischem Gewebe – mehr als problematisch.

Die swingenden Blüten des Dr. Bach

Vor 17 Jahren erwarb einer meiner Freunde einen Hund. Es war ein Cairn-Terrier, eine liebenswerte Hunderasse mit einigen Eigenschaften, die vielen Hundliebhabern vor dem Kauf des Hundes nicht immer bewusst sind. Cairn-Terrier können zu Aggressivität neigen, besonders Artgenossen gegenüber. Dieser Hund namens Benni war nicht nur ein wenig aggressiv, nein, er war ein absoluter Berserker, der alle Artgenossen – auch Riesenhunde –, die sich in seine Nähe wagten, sofort zerfleischen wollte. Selbst auf Hunde, die lediglich an „seinem" Haus vorbeigingen, reagierte er mit unkontrollierbaren Wutausbrüchen, die darin gipfelten, dass er nach einigen stürmischen und lärmenden Runden um das Haus in die im Garten wachsenden Kakteen biss. Dass er in seiner Wut gelegentlich – und völlig unabsichtlich – das Bein meines Freundes aufschlitzte, darf nebenbei erwähnt werden. In seiner Verzweifelung belegte mein Freund mehrere Hundekurse mit seinem Tier und suchte auch Rat bei Hundeprofis. Doch alles vergeblich.

Eines Tages entdeckte mein Freund während eines Familienausfluges eine Apotheke, die mit großen Werbetafeln für Bachblüten warb. Mein Freund hatte bis zu diesem Zeitpunkt noch nie etwas von Bachblüten gehört, doch allein die Bezeichnung erweckte in ihm angenehme Assoziationen. Denn mit „Bach" verband er sowohl wunderbare Musik als auch klares fließendes Wasser, und bei „Blüten" dachte er an betörende Düfte und sanft wirkende Heilpflanzen. Er trat ein und wurde sogleich von der freundlichen Apothekerin bestens betreut und informiert. Von ihr erfuhr er, dass Bachblüten bei Mensch und Tier negative Gemütszustände positiv beeinflussen, vor Angst und sogar Aggressionen schützen und keinerlei Nebenwirkungen verursachen. Dankbar erwarb mein Freund drei Flaschen der teuren „Rescue-Tropfen" – einer Essenz aus fünf verschiedenen

„Blütenschwingungen" – und war nun sicher, ein probates Mittel zur Bekämpfung von Bennis Aggressionen gefunden zu haben. Bedauerlicherweise blieb Benni, trotz gewissenhafter und wochenlanger Verabreichung der Rescue-Tropfen der Alte. Er dachte weiterhin bis zu seinem Lebensende nicht daran, sein Verhalten auch nur im Geringsten zu ändern.

So wie mein Freund sind bisher unzählige gutgläubige Menschen den leeren Versprechungen der Bachblütenanbieter auf den Leim gegangen. Mit potenzierten Bachblüten werden heute nicht nur Tiere, sondern auch hyperaktive Kinder, nervöse Manager und alle nur denkbaren Beschwerden und Krankheiten „behandelt".

Wirklichkeit, Irrtum oder Lüge?
- *„Blütenschwingungen lassen sich mithilfe von Sonnenstrahlen und Alkohol in Quellwasser konservieren."*
- *„Bachblüten sind Heilpflanzen im Sinne der Phytotherapie."*
- *„Der Erfinder der Bachblütentherapie – Dr. Edward Bach – war ein ernsthafter Wissenschafter."*
- *„Bachblüten vermögen Blockaden zu lösen, wirken auf das Gemüt, sind imstande, Charakterschwächen zu verbessern und sogar organischen Krankheiten vorzubeugen."*
- *„Die Wirksamkeit von Bachblüten-Essenzen ist wissenschaftlich bewiesen."*

Der britische Arzt und Homöopath Dr. Edward Bach – er lebte von 1880 bis 1936 – war der Begründer der nach ihm benannten Bachblütentherapie, die er in den 1930er-Jahren entwickelte. Überzeugt davon, göttlich inspiriert zu sein, ermittelte er 38 nahe seinem Haus wild wachsende Blüten und behauptete, dass deren heilende Energien und Schwingungen unter Sonneneinfluss auf Quellwasser übertragbar seien und sie mit Brandy oder Cognac konserviert werden können.

Bach glaubte fest daran, dass alle körperliche Krankheiten ihren Ursprung in der menschlichen – auch tierischen – Seele haben und dass seine nach Art der Homöopathie potenzierte Blütenessenzen imstande seien, negative Gedanken und Gefühle („Seelenzustände") in Harmonie zu bringen, Charakterschwächen zu beseitigen und sogar organischen Erkrankungen vorzubeugen.

Entsprechend seinen „Erfahrungen" schrieb er zum Beispiel dem Eisenkraut Wirkung gegen Übereifer, der Stechginster gegen Hoffnungslosigkeit und der Rotbuche gegen Arroganz zu. (Ausführlich nachzulesen in seinen Büchern „Heal Theyself" und „Die 12 Heiler und andere Mittel".)

Heutzutage werden weit mehr als nur die 38 von Bach empfohlenen Blüten zur Herstellung der Essenzen verwendet. Beim Herstellungsprozess ist die Einhaltung ritueller Vorschriften – die Blüten müssen bei zunehmendem Mond, an sonnigen Tagen und vor neun Uhr morgens gesammelt werden – genau vorgeschrieben, wobei die Blütensammler Handschuhe tragen müssen.

Hersteller empfehlen ihre „Essenzen" mittlerweile für so gut wie alles, unter anderem gegen Panik, Schock, Lernprobleme, Eigensinnigkeit, diverse Erkrankungen bis hin zu Epilepsie und Diabetes, zur Auflösung karmischer Blockaden – „um Blockaden aus früheren Leben aufzulösen" – und selbst für Vergewaltigungsopfer.

Manche von Bachs Nachfolgern glauben, dass die Energie der Blüten mit der sogenannten Kirlianfotografie – dabei soll die Korona mit der Aura oder der „Lebensausstrahlung" von

Lebewesen zusammenhängen – sichtbar gemacht werden kann. Die diagnostische Treffsicherheit der Kirlianfotografie konnte allerdings bisher nie nachgewiesen werden.

Wie es wirklich ist
Schwingungen aller Art, so auch (nicht beweisbare) „Blütenschwingungen", lassen sich bedauerlicherweise nicht konservieren, weder mit Alkohol in Verbindung mit Sonnenstrahlen, noch durch sonstige Methoden oder Gebete. Die rein esoterische Bachblütentherapie hat weder mit dem Komponisten Bach noch mit klarem Wasser oder lieblicher Musik etwas zu tun. Dr. Bachs Blütenauswahl und die Herstellung seiner Essenzen waren lediglich ein Ergebnis seiner „göttlichen" Intuition. Bachblüten sind auch keine Heilpflanzen im Sinne der Pflanzenheilkunde (Phytotherapie).

Dass es bis heute keine einzige ernsthafte wissenschaftliche Studie über die „positive Wirkung" von Bachblüten gibt, versteht sich von selbst. Hingegen existieren einige Doppelblindstudien, die zeigen, dass Bachblüten nicht besser als Placebos wirken.[22]

Die Bachblütentherapie ist zur Behandlung von Krankheiten nicht geeignet. Selbst wenn Bachblüten kaum Nebenwirkungen auslösen, ist ihre Anwendung deswegen bedenklich, weil Gläubige unter Umständen – im Vertrauen auf ihre Wirksamkeit – bei ernsthaften Krankheitssymptomen wertvolle Zeit verlieren und so eine rechtzeitige wirksame Therapie mitunter verabsäumen.

Bekannt ist in diesem Zusammenhang der Todesfall einer Asthmatikerin, die auf Anraten einer „Heilerin" ihren Asthmaspray absetzte und durch Rescue-Tropfen ersetzte. Als sie bald darauf einen schweren Asthmaanfall erlitt und diesen mit den Rescue-Tropfen behandelte, verstarb die Frau noch vor Eintreffen des Notarztes.

Es ist erstaunlich, wie unkritisch viele Menschen eindeutig esoterische „Heilmittel" – die außer Alkohol und Wasser nichts enthalten – erwerben und bereit sind, ihr Geld für obskure „Therapien" und „Bachblütenberater" auszugeben.

Anthroposophische Medizin: das Erbe der Rosenkreuzer

Ein Zitat von Rudolf Steiner, das Angst macht: „Ja, ich bin meinerseits davon überzeugt, wenn wir noch eine Anzahl ‚Negerromane' lesen, in der ersten Zeit der Schwangerschaft namentlich, wo sie heute ja gerade solche Gelüste manchmal entwickeln können – wir geben diese Negerromane den schwangeren Frauen zu lesen, da braucht gar nicht dafür gesorgt zu werden, dass Neger nach Europa kommen, damit Mulatten entstehen; da entsteht durch rein geistiges Lesen von Negerromanen eine Anzahl von Kindern in Europa, die ganz grau sind, Mulattenhaare haben werden, die mulattenähnlich aussehen werden."[23]

Die Anthroposophie – das Wort entstammt der griechischen Sprache, wobei „Anthropos" Mensch und „Sophia" Weisheit bedeutet – wurde von dem Theosophen Rudolf Steiner (1861–1925) in Zusammenarbeit mit der holländischen Ärztin Ita Wegman (1876–1943) 1912 begründet.

Heute arbeiten in Deutschland rund 6.000 niedergelassene Ärzte, neun staatlich anerkannte Kliniken und vier Kurkliniken nach dieser Methode, und man kann davon ausgehen, dass rund eine Million Bürger auf anthroposophische Medizin setzen.

Anhänger der Anthroposophie sehen in der Lehre Steiners einen Weg der Erkenntnis von übersinnlichen, höheren Kräften und in Steiner den einzigen Menschen, der den wahren Verlauf der Welt und der menschlichen Geschichte durch Einblicke in die imaginäre Akasha-Chronik (ein übersinnliches „Buch des Lebens") kannte.

Steiner, der sich selbst als Nachfolger der Rosenkreuzer – dies waren mystisch orientierte Geheimbünde, die sich als Nachfolger von Christian Rosenkreuz sahen und sich mit Alchemie, Astrologie, Kabbala etc. beschäftigten – sah, verband Elemente der Gnosis (ein religiöses Geheimwissen) mit fernöstlichen Lehren, abendländischer Esoterik, deutschem Idealismus und naturwissenschaftlichen Erkenntnissen. Er war auch ein Anhänger der Farbenlehre nach Goethe, betrachtete Atlantis als historische Tatsache, meinte Kontakt zu höheren Geistwesen zu besitzen und glaubte an Engel und die Wiedergeburt des Menschen (Reinkarnation). Dass Steiner auch Rassist und Antisemit war, erscheint aus heutiger Sicht klar, wenngleich heutige Anthroposophen das gerne bestreiten. Doch wer seine Schriften über „Neger und ihre wüsten Triebe" oder „die Juden", die er als „Gottesmörder", „Egoisten" und „mit einem Zersetzungsferment belastet" bezeichnete, kennt, kann an seiner wahren Einstellung nicht zweifeln.

Laut dem Steiner'schen Menschenbild werden „vier Wesensglieder" als Eigenschaften höherer Organisationsebenen des Menschen unterschieden. Diese setzen sich zusammen aus dem „physischen Leib", dem „Astralleib", dem „Ätherleib" und der „Ich-Organisation".

Demnach beginnt die physische Organisation mit der Befruchtung, und der physische Leib aller lebendigen Organismen entstammt der mineralischen Welt und kann angeblich mithilfe der Naturwissenschaft nachgewiesen werden.

Steiners Lehre besagt: Der „Astralleib" (Seelenleib) – spiegelt Triebkräfte wider, die ihre Lebensvorgänge mitprägen. Er vereinigt in sich das an die Sinne und den physischen Leib gebundene Erdenbewusstsein und das durch das Denken erst ermöglichte kosmische Bewusstsein.

Pflanzliche Ausgangsstoffe regulieren die Beziehungen zwischen Astral- und Ätherleib, organische Ausgangsstoffe vom Tier wirken auf die Vitalvorgänge im Ätherleib. Im „Ätherleib" spielen sich die Gesetze des Lebendigen ab. Merkmale des Ätherleibs sind Vererbung, Stoffwechsel,

Wachstum und Regeneration. Die Ich-Organisation unterscheidet den Menschen vom Tier und von der Pflanze und verfügt über ein Selbstbewusstsein. Deswegen sehen anthroposophisch orientierte Heiler die Ursache für Krankheiten auch im Patienten selbst, in seiner Konstitution. Krankheit bedeutet immer ein Dominantwerden von Naturvorgängen, indem die Gesetze eines der vier Wesensglieder nicht mehr mit denen der anderen im Einklang sind. Jede Störung ist letztlich auch mit einer Störung der Ich-Organisation verbunden. Selbstständig gewordenes Wachstum (wie Krebs) ist Folge eines Ungleichgewichts, durch das Vorherrschen des Ätherleibes im Organismus. Krankheit ist demnach der verzweifelte Selbstheilungsversuch, wenn die Ich-Organisation aus dem Gleichgewicht gerät, menschenfremde Formkräfte die Kontrolle gewinnen und ein Kälteherd die Krebsentstehung begünstigt.

Die im Glauben der Anthroposophen so wichtigen „vier Wesensglieder" stehen in Zusammenhang mit den „vier Temperamenten", den „vier Säften" und „Konstitutionen" der Antike und der Homöopathie und den „vier Elementen" – Feuer, Luft, Wasser, Erde. Anthroposophen glauben auch an die große medizinische Wirksamkeit von Metallen, die bestimmte Planeten repräsentieren (siehe dazu im Kapitel „Ohne Astrologie keine esoterische Medizin"). So wirkt angeblich das „Saturnmetall" Blei auf Milz, Nerven und Knochen, das „Sonnenmetall" Gold auf das Herz, Quecksilber, das „Merkurmetall", auf die Lunge und das „Marsmetall" Eisen auf Galle und Muskulatur und „mineralische Substanzen" – wie Salze und Edelsteine – wirken auf die Ich-Organisation, sie unterstützen diese Ich-Organisation bei ihrer Aufgabe, den physischen Leib wieder zu beherrschen. Besonders beim Einsatz von Heilpflanzen wird nicht auf pharmakologisch wirksame Inhaltsstoffe geachtet, sondern vielmehr auf Gestalt und Farbe der Pflanzen. Parasitäre oder halbparasitäre Pflanzen – zum Beispiel die heilige Heilpflanze der Kelten und Germanen, die Mistel – werden in Zusammenhang mit Krebs („wuchernde Schmarotzerpflanze gegen wuchernden Krebs"; siehe auch im Kapitel „Analogiedenken: ‚Wie oben, so unten'"), der Löwenzahn wegen seiner gelben Farbe mit Gelbsucht in Zusammenhang gebracht.

Aufgrund der philosophisch-mythischen Vorstellungen Steiners verstehen sich anthroposophische Heiler als Ganzheitsmediziner, die imstande sind, die Selbstheilungstendenzen des Organismus günstig zu beeinflussen. Dabei geht es ihnen vor allem um die Wiederherstellung des Gleichgewichts der von Steiner behaupteten „Äther-", „Astral-" und „Ich-Leiber", die den physischen Körper angeblich umgeben.

Anthroposophen verdammen zwar nicht die gesamte „Schulmedizin", glauben aber, durch Gaben hochpotenzierter Metalle (so auch Blei, Gold und Quecksilber), Berücksichtigung astrologischer Dogmen und Mondphasen sowie Verabreichung von Mistelextrakten Heilungschancen zu verbessern. All diese Praktiken werden, in Kombination mit seelisch-geistiger Betreuung – unter anderem durch Einsatz von künstlerischen Therapien, speziellen Massagetechniken, Farbtherapie, Bewegungs- und Musiktherapie – durchgeführt.

Die in der anthroposophischen Medizin verwendeten Grundsubstanzen werden aus pflanzlichen, tierischen oder mineralischen Grundstoffen zubereitet, die ausgepresst, getrocknet, gekocht oder verascht und oftmals potenziert verabreicht werden. Anthroposophische Arzneien werden unter anderem in den Weleda-Werken, auch in Abhängigkeit von Mondphasen, hergestellt. Dabei werden zum Beispiel Heilpflanzen gezielt mit Metalllösungen („Ursubstanzen") gedüngt. Anthroposophen sprechen von einem Stabilisierungsverfahren. Der Name „Weleda" deutet darauf hin, „dass die Quelle der Heilkunst im Übersinnlichen liegt", denn Weleda war eine Priesterin in keltischen Kultstätten und Prophetin der Altgermanen.

Wirklichkeit, Irrtum oder Lüge?
- *„Rudolf Steiner war ein genialer Ganzheitsmediziner und Humanist, dessen Erkenntnisse lediglich von der Schulmedizin verkannt werden."*
- *„Die Lehre Rudolf Steiners hat auch heute noch ihre Gültigkeit."*
- *„Anthroposophische Diagnose- und Heilverfahren sind gute Ergänzungen zur Schulmedizin, ihre Wirksamkeit ist wissenschaftlich bewiesen."*
- *„Die therapeutische Anwendung von Schwermetallen ist wertvoll und ungefährlich."*

Wie es wirklich ist
Für Außenstehende, die mit esoterischen Vorstellungen und dem Glauben an die Wiedergeburt nichts anfangen können, sind die Dogmen Steiners unverständlich und nicht nachvollziehbar. Anthroposophen sehen auch keine Notwendigkeit, ihre „so erfolgreichen Methoden" durch wissenschaftliche Studien überprüfen zu lassen.

Der Glaube an das „Karma" hat bis heute für anthroposophische Erzieher und Kinder in Waldorfschulen Konsequenzen. Denn von Erziehern wird gefordert, „das Karma ihrer Schüler zu erkennen und richtig zu deuten, um so ihren Lebensweg entlang ihrer karmischen Bestimmung zu beeinflussen", ein Umstand, der zu einer selbsterfüllenden Prophezeiung werden kann. Dieser Glaube immunisiert

Anthroposophen auch gegen Misserfolge ihrer Therapie. Denn wenn die Wurzel einer Erkrankung im vergangenen Erdenleben liegt, dann kann argumentiert werden, dass sogar der beste Arzt gegen dieses Leiden nichts auszurichten vermag.

Steiners intuitive Schlussfolgerung, dass die Mistel als wuchernde Pflanze gegen den wuchernden Krebs wirksam sein muss, war völlig irrational. Auch die rein esoterische Zuordnung von Planeten und Sternzeichen zu menschlichen Organen, Pflanzen und Metallen ist reine Glaubensfrage. Für Nichtesoteriker ist es schwer, nachzuvollziehen, dass selbst heute noch manche Heiler und Ärzte solche Fantasien glauben und propagieren.

Die Mistel ist eine Heilpflanze, die seit der Antike immer wieder eingesetzt wurde und ein galaktosespezifisches Lektin enthält, das – dosisabhängig – die Produktion von Signalstoffen des Immunsystems stimulieren kann. Bei der Bekämpfung von Krebs konnte, was die Lebensverlängerung betrifft, ihre Wirksamkeit nie bewiesen werden. Besonders die Gabe von hochpotenzierten Mistelextrakten ist eine rein esoterische Vorgangsweise. Obwohl jeder Wirksamkeitsnachweis für eine positive Wirkung der Mistel bis heute fehlt, arbeiten schätzungsweise 15.000 niedergelassene Ärzte mit Mistelextrakten, allerdings ohne den ideologischen Hintergrund der Steiner-Therapie zu kennen.

Bedenklich ist auch der anthroposophische Einsatz von „Planetenmetallen" wie Blei, Gold und Quecksilber, selbst in homöopathischer Verdünnung, weil bei einer länger andauernden Behandlung mit diesen Schwermetallen sehr wohl – und nicht nur bei Kindern – schwere Nebenwirkungen auftreten können (siehe dazu im Kapitel „Ayurveda: ‚Wissen um ein langes Leben'").

Auch der Einsatz von den nicht aussagekräftigen anthroposophischen Diagnoseverfahren (Blutkristallisationstest und kapillardynamischem Bluttest) ist mehr als fragwürdig. Denn von exakten Diagnoseverfahren kann das Leben eines Menschen abhängen, und deswegen darf es nicht sein, dass man sich auf obskure und unüberprüfte Diagnosemethoden verlässt (siehe im Kapitel „Wie ein Würfelspiel – alternative Diagnostik").

Dass so manche Anhänger und Praktiker von Anthroposophie und Homöopathie Schutzimpfungen gegen Polio oder Masern mit unsinnigen Argumenten ablehnen, spricht ebenfalls Bände (siehe im Kapitel „Impfgegner – Machen Impfungen krank?").

Die anthroposophische Medizin ist ein eigenes in sich geschlossenes und dogmatisches Glaubenssystem, das auf vielen esoterischen Behauptungen beruht und in weiten Bereichen den Erkenntnissen der modernen Wissenschaft widerspricht.

Die Arzneien der anthroposophischen Medizin unterliegen einer gesetzlichen Ausnahmeregelung. Ihre Wirksamkeit – und das sollte jedem kritischen Menschen zu denken geben – muss nicht nach wissenschaftlichen Kriterien nachgewiesen werden. Diese Ausnahmeregelung gilt auch für andere esoterische Therapieverfahren wie etwa jene der Homöopathie. Wer sich daher allzu vertrauensvoll in die Hände von wenig seriösen Pseudomedizinern begibt, geht ein nicht geringes Risiko ein. Im besten Fall verliert er nur sein Geld, im schlechtesten Fall sein Leben.

Heilfasten und Entschlackungsfantasien

Menschen laufen den ungewöhnlichsten Ideen hinterher, wenn sie nur überzeugend vermittelt werden. Mit Abnehmen, Fasten und Heilfasten wird heutzutage viel Geld verdient. Manches schadet dem Körper zumindest nicht, doch richtig schlimm wird es, wenn die Verblendung so weit reicht, dass letzlich das Leben und die Gesundheit auf dem Spiel stehen. Das dies immer wieder passiert, davon zeugen die nachstehenden Beispiele.

Am 2. Juni 1997 verstarb in Deutschland der 31-jährige Erzieher Timo Degen an den Folgen einer Radikaldiät, die er unter dem Einfluss der australischen Guru-Frau Ellen Greve – alias Jasmuheen – einleitete. Frau Jasmuheen, die auch in Deutschland ihr Unwesen trieb und der Menschheit weißmachen wollte, dass Ernährung mit nichts weiter als Licht – auch Prana genannt – möglich sei, lebt nach eigenen Angaben seit Jahren nur von Licht und Luft. Degen fiel im März 1997 am zwölften Hungertag ins Koma, stürzte nach seinem Erwachen infolge eines epileptischen Anfalls und erlag bald danach einer Hirnblutung.

Auch die 49-jährige Britin Verity Linn verstarb im September 1999 in Schottland an den Folgen der „Lichtnahrung nach Jasmuheen". Weitere Opfer der Guru-Frau waren die 59-jährige Lani Morris in Australien, die sich „unter Aufsicht" zu Tode hungerte (wobei ihre beiden „Begleiter" im Jahre 2000 vor Gericht in Brisbane zu einer siebenjährigen Haftstrafe verurteilt wurden) und eine 50-jährige Frau, die 2011 in der Ostschweiz verstarb, weil sie sich angeblich unter Einfluss des Films „Am Anfang war das Licht" zu Tode hungerte. Über diesen tragischen Fall der „Anna Gut" berichtete der Schweizer „Tagesanzeiger", der allerdings den richtigen Namen der Frau nicht preisgeben wollte.

Ganz abgesehen von den eben beschriebenen Extremen ist „Heilfasten" ein großes Thema. Was hat es also mit dem Heilfasten auf sich und wie gesund ist es?

Zum mittelalterlichen Denken gehörte neben der Wundergläubigkeit die Vorstellung von schwarzer Magie und Dämonen, die mit bestimmten Praktiken aus befallenen Organismen ausgetrieben werden müssen. Das ist auch die Grundlage der damals – und teilweise noch heute – praktizierten „Entgiftungen" und „Entschlackungen", wie Aderlass, Schröpfen, Fieberkuren, Colon-Hydro-Therapie oder künstlich herbeigeführtes Erbrechen (siehe im Kapitel „Ayurveda: ‚Wissen um ein langes Leben'").

In den 1930er-Jahren behauptete der Arzt Otto Buchinger, dass der Körper – und besonders der Darm – von Zeit zu Zeit, ähnlich wie ein Ofenrohr, das nicht mehr richtig zieht, gereinigt werden müsste. Diese Vorstellung wurde in den letzten Jahren von diversen Alternativmedizinern wieder aufgegriffen und salonfähig gemacht.

Fastenkuren aller Art werden oft mit Vorstellungen wie „Entgiften", „Entschlacken" und „Autointoxikation" präsentiert und um teures Geld durchgeführt. Die Anbieter von Entschlackungsprozeduren stellen den menschlichen Körper als eine Art Müllhalde für alle Abfallprodukte und Umweltgifte der Wohlstandsgesellschaft dar und argumentieren so, als ob mit der vollständigen körperlichen Reinigung durch ihre Produkte gleichzeitig auch eine Art seelischer Reinigung stattfindet. Angeboten und offensichtlich gut verkauft werden zahlreiche „Entgiftungsprodukte" wie etwa „Detox" – als Tee, Pulver, Fußbad oder Pflaster – und diverse „reinigende" Pflanzenextrakte, die oftmals Artischocken, Algen oder Spargel beinhalten.

Wirklichkeit, Irrtum oder Lüge?
- „Nulldiäten und Entschlackungskuren sind harmlos."
- „Auch der gesunde Organismus muss von Zeit zu Zeit entschlackt/entgiftet werden."
- „Das subjektive Wohlgefühl während einer Fastenkur oder ein intensiver Mundgeruch sind Zeichen der Wirksamkeit."
- „Krankheiten können durch Entschlacken verhindert oder geheilt werden."
- „Eine Gewichtsreduktion lässt sich allein durch Fastenkuren erzielen."
- „Darmspülungen sind erforderlich, um dort eingelagerte Schlacken zu entfernen."

Wie es wirklich ist
Von allen Diäten gesundheitlich am problematischsten ist natürlich das „totale" Fasten – die Nulldiät, bei der auf feste Nahrung ganz verzichtet wird. Bei der Nulldiät wird der Energie- und Eiweißbedarf des Körpers nach Entleerung vorhandener Kohlenhydratspeicher (diese Speicher sind schon nach ein bis drei Tagen erschöpft) durch Abbau von Körpereiweiß und Depotfett gedeckt. Dabei wird vorwiegend Muskelmasse abgebaut, und es entstehen auch – infolge der Mobilisierung von Körperfett – sogenannte Ketonkörper, die vom Gehirn anstelle von Zucker als Energiequelle herangezogen werden.

Die gesteigerte Ausscheidung von Ketonkörpern bewirkt aber gleichzeitig eine Verminderung der Harnsäureausscheidung, ein Umstand, der einen Gichtanfall auslösen kann. Gleichzeitig kann die fehlende Stimulation der Gallensäureproduktion die Bildung von Gallensteinen fördern. Je länger das Fasten dauert, desto größer werden die Gefahren für die Gesundheit. Für den Organismus bedeutet eine Nullkalorienzufuhr oder eine Energiezufuhr von weniger als achthundert Kalorien pro Tag bald einen lebensbedrohlichen Notstand, auch mit der Gefahr von Herzrhythmusstörungen. Der dunkle Urin sowie der bei derartigen Kuren oftmals auftretende Schweiß- und Mundgeruch sind nicht Zeichen der Entgiftung des Organismus, sondern Folgen der erhöhten Ausscheidung von Aceton und Veränderungen der normalen bakteriellen Flora des Menschen. Das oftmals beschriebene subjektive Wohlbefinden während einer Nulldiät kann auf eine vermehrte Ausschüttung von diversen Hormonen – darunter auch das „Glückshormon" Beta-Endorphin – zurückgeführt werden. Wer seinem Körper vier Wochen lang nur Wasser zuführt, wird zwar 10 bis 14 Kilogramm abnehmen, doch lediglich 43 Prozent davon stammen aus dem Körperfettdepot.

Auch das für den Körper wenig belastende modifizierte Fasten ist nicht völlig unproblematisch. Denn dabei werden ebenfalls Ketonkörper gebildet und Muskeleiweiß abgebaut. Oftmals kommt es nach Beendigung der Kur zum gefürchteten Jo-Jo-Effekt, einer neuerlichen Gewichtszunahme.

Der Aberglaube, dass sich schädliche Fäkalmaterialien auf der Darmschleimhaut ansammeln, entbehrt jeder wissenschaftlichen Grundlage. In einem gesunden menschlichen Körper gibt es keinerlei Ansammlungen von Schlacken oder Stoffwechselprodukten. Denn nicht verwertbare Substanzen werden bei normaler Flüssigkeitsaufnahme über Niere und Darm ausgeschieden. Das Säure-Basen-Gleichgewicht stellt ein gesunder Körper selbst her. Welche Stoffe den Darm eigentlich „vergiften" und was bei diversen Kuren „ausgeleitet" wird, wurde von Alternativmedizinern nie definiert oder nachgewiesen. Daher ist auch die sogenannte Colon-

Hydro-Therapie – zwecks „Darmreinigung" – alles andere als empfehlenswert.

Laut Dr. Edzard Ernst, der in Exeter, England, die Alternativmedizin mit wissenschaftlichen Methoden erforscht und im Jahr 2010 die Studienlage zu diesem Behandlungsverfahren analysierte, existieren keinerlei wissenschaftliche Arbeiten, die den Nutzen dieses pseudomedizinischen Verfahrens beweisen würden. Erschwerend kommt hinzu, dass Darmspülung zu Infekten, Verletzungen und sogar Elektrolytentgleisungen führen können. Nicht umsonst warnt die Deutsche Gesellschaft für Ernährung (DGE) vor möglichen Folgen der Einläufe, sowohl bei Gesunden als auch bei Kranken.

Extremdiäten oder auch weniger radikale Diäten, die auf falschen medizinischen Vorstellungen beruhen, zu ihnen zählen auch die Blutgruppen- oder Trennkostdiäten, sind weder gesund noch sinnvoll oder immer völlig harmlos. Diäten sollten stets nur unter Anleitung und Kontrolle von gut ausgebildeten Medizinern durchgeführt werden, die auch in der Lage sein sollten, einzelnen Personen von gefährlichen Kuren abzuraten.

Harmlose, mehr oder weniger gesunde Kurzzeitdiäten – wie etwa die (möglicherweise ebenfalls wenig zielführende) „Kretadiät" – können auch in Eigenregie durchgeführt werden, doch stets im Bewusstsein, dass es keine Wunderdiäten gibt und dass eine langfristige Gewichtsreduktion nur bei Umstellung falscher Ess- und Lebensgewohnheiten – dazu gehört auch der Mangel an ausreichender Bewegung – möglich ist.

Entschlackungskuren entschlacken in der Tat, aber nur den Geldbeutel der Opfer dieser meist völlig unseriösen Praktiken.

Reiki – göttlicher Energiefluss oder fauler Zauber?

Es ist überliefert, dass im 19. Jahrhundert der christliche Mönch und Lehrer an der christlichen Hochschule von Kioto, Mikao Usui, während einer drei Wochen langen Fastenkur in einem Zenkloster in Kyoto zufällig auf die „heiligen Symbole" stieß und so eine „heilende Kraft, mit der auch Jesus heilte", bemerkte, die von seinen Händen ausging.

Der Begriff „Reiki" kommt aus dem Japanischen. Das Wort „Rei" bedeutet die „alles durchdringende universelle (göttliche) Energie", „Chi" die persönliche „Lebensenergie". Der Begriff bezeichnet also das Zusammenfließen beider Energieformen. (Siehe dazu auch die Kapitel „Akupunktur und Traditionelle Chinesische Medizin – Gesundheit zwischen Yin und Yang" und „Die Welt der Esoterik: ein Überblick".)

Wie in vielen anderen Kulturen finden wir hier die Vorstellung von einer kosmischen, alles durchströmenden Energie. Reiki-Gläubige sehen in Reiki eine sanfte Therapieform, bei der ein Therapeut durch Auflegen seiner Hände imstande ist, diese „kosmische und heilende Energie" auf alle Lebewesen zu übertragen und somit bereits verstopfte Hauptchakren (sieben „feinstoffliche Energiezentren" des Menschen, die durch „Energiekanäle" angeblich miteinander verbunden sind) zu öffnen, um einen gestörten Energiefluss wieder in Gang zu bringen. Es wird auch behauptet, dass jeder Mensch nach Ausbildung durch Reiki-Meister in der Lage ist, diese Energie therapeutisch zu nützen.

In den Anfangskursen werden unter anderem die heiligen Symbole und die bewusste Atmung gelehrt, um danach fähig zu sein, die „Universumenergien" zu fühlen und auch zu nützen. Angeboten werden Kurse – selbst Ferneinweihungen. Die Kosten pro Kurs variieren sehr stark und liegen zwischen 300 und 2000 Euro – manchmal auch bei weit mehr (je höher die Weihe, desto teurer der Kurs).

Während einer therapeutischen Sitzung, die zwischen 30 und 120 Minuten dauern kann, legt der „Therapeut" seine Hände auf bestimmte Energiezentren und denkt an die ihm offenbarten „heiligen Symbole". Dabei wird die göttliche Energie auf den Patienten übertragen und Blockaden werden gelöst.

Wahrheit, Irrtum oder Lüge?
- „Kosmische, universelle Energien sind auf alle Lebewesen übertragbar."
- „Durch Handauflegen gelingt es Therapeuten, heilende Energien auf Patienten zu übertragen und Blockaden zu lösen."
- „Reiki ist eine sanfte Heilmethode, geeignet zur Bekämpfung von Angstzuständen, Müdigkeit, Konzentrationsschwächen, Verdauungsstörungen, ja sogar zur Behandlung von Bluthochdruck und Gallensteinen."

Wie es wirklich ist
Reiki ist reine Glaubenssache. Weder die „universelle, göttliche Energie" noch die therapeutische Wirksamkeit – jenseits der Placebogrenze – kann wissenschaftlich nachgewiesen werden.

Wer esoterische Diagnose- und Behandlungsverfahren schätzt und bereit ist, sich um viel Geld von „Meistern" ausbilden zu lassen, wird sich von ungläubigen Skeptikern von diesem Weg nicht abringen lassen.

Esoterische Behandlungsverfahren, so harmlos sie im Einzelfall auch sein mögen, werden aber dann zur Gefahr, wenn im Vertrauen auf diese „Heilmethoden" auf notwendige und rechtzeitige schulmedizinische Diagnosen und Behandlungen verzichtet wird oder wenn psychisch labile Personen von ihren „Meistern" abhängig oder auch zu Mitgliedern eine pseudoreligiösen Sekte werden.

Das magische Pendel und Geheimnisse der Wünschelrute

Eintausendmal versucht, doch stets erfolglos …

James Randi, geboren 1928 in Toronto – nach ihm ist der Asteroid 3163 benannt – ist ein ehemaliger Zauberkünstler, der sämtliche Tricks dieser Industrie genau kennt, und Gegner aller Pseudowissenschaften, vor allem der Homöopathie. Randi gründete 1996 die „James Randi Educational Foundation", die sich zum Ziel gesetzt hat, Betrüger zu entlarven, die mit Hinweisen auf ihre paranormalen, übernatürlichen Fähigkeiten gutgläubige Menschen täuschen und finanziell ausnützen. Er versprach ein Preisgeld von einer Million Dollar jeder Person, die bereit war, unter Aufsicht und unter wissenschaftlichen Testbedingungen ihr „Talent" zu beweisen. Kandidaten, die von ihren paranormalen Fähigkeiten überzeugt waren und gerne leichtes Geld verdienen wollten, mussten sich zunächst mit Randi und seinen Mitarbeitern über den Modus des Experiments einigen. Randi führte die Versuche nie selbst durch, sondern war bei den Experimenten lediglich als Beobachter zugegen. Bei weit über eintausend Versuchen mit Wunderheilern, Wünschelrutengehern, Geisterbeschwörern und sonstigen Scharlatanen zeigte sich, dass keiner von ihnen bisher in der Lage war, seine eingebildeten oder behaupteten Fähigkeiten zu demonstrieren. Da das Preisgeld nach wie vor nicht ausbezahlt ist, besteht immer noch die Möglichkeit, sich um einen Termin bei Randi zu bewerben und somit auch Weltruhm zu erlangen.

Pendelgläubige gehen davon aus, dass es mithilfe eines Pendels möglich sei – aus der jenseitigen Schwingungsebene – Antworten zu unterschiedlichsten Fragen zu erhalten. Dabei geht es ihnen unter anderem um richtige Lottozahlen, Eruierung eines Urlaubziels, Wahl des richtigen Partners,

Kontakt zu bereits Verstorbenen, Bestimmung des Geschlechts von Ungeborenen, Auffinden von Wasseradern und Bodenschätzen oder um medizinische Diagnosen und Therapien. Da selbst manche alternativen Ärzte – wie ich es selbst schon bei einem praktischen Arzt erlebt habe – in ihrer Praxis Diagnosen auspendeln, darf hier wohl der Satz von Albert Einstein zitiert werden: „Zwei Dinge sind unendlich: das Universum und die menschliche Dummheit; aber beim Universum bin ich mir noch nicht ganz sicher."

Das zwischen zwei Fingern – Daumen und Zeigefinger – gehaltene Pendel sollte, „nach Stärkung des eigenen Energiesystems durch Beklopfen der Brustmitte bei aufgestütztem Ellenbogen, entweder links-rechts (entspricht der Antwort: „Nein"), vor und zurück (entspricht der Antwort: „Ja") oder im Kreis auf bestimmte Fragen zu schwingen beginnen. Manche „Heiler" pendeln auch über den Körper eines Klienten, und bei Ferndiagnosen wird mit einer Hand ein Foto einer Person über einer Liste möglicher Erkrankungen gependelt.

Wahrheit, Irrtum oder Lüge?
- *„Erdstrahlen und Wasseradern sind physische Realität."*
- *„Rutengänger können mithilfe einer Rute Wasseradern – bzw. Erdstrahlen – aufspüren."*
- *„Es existiert ein Zusammenhang zwischen diversen Beschwerden – auch Krankheiten – und Erdstrahlen."*
- *„Mithilfe eines Pendels sind manche Menschen imstande, Antworten auf dringende Fragen wie etwa zur Wahl des wirksamsten Medikaments oder des richtigen Partners zu finden."*

Wie es wirklich ist

Wünschelrutengänger gibt es schon seit Jahrhunderten, die erste Darstellung eines Rutengängers findet sich auf einer Pergamentrolle aus dem Jahr 1420. Unzählige Menschen glauben immer noch fest an ihre außerordentlichen Fähigkeiten. Ihr Arbeitsinstrument ist die Wünschelrute – auch „Glücksrute" – genannt –, die aus Holz oder Metall besteht und die es in unterschiedlichen Ausführungen gibt. Oft ist es ein gegabelter Zweig in V- oder Y-Form, manchmal werden auch Winkelruten verwendet. Mithilfe der Rute suchen die Wünschelrutengänger nach Wasser, Bodenschätzen und der Gesundheit abträglichen Erdstrahlen.

Den Begriff „Erdstrahlen" führte Gustav von Pohl 1932 ein und stellte die Behauptung auf, dass sie diverse Krankheiten, selbst Krebs, verursachen. Tatsächlich sind Erdstrahlen rein hypothetische Strahlen, die noch nie von unabhängiger Seite nachgewiesen werden konnten, auch nicht mit den empfindlichsten Hightech-Geräten der modernen Wissenschaft, die unter anderem imstande sind, die minimale Strahlung von Galaxien nachzuweisen, die Milliarden Lichtjahre von der Erde entfernt sind.

Laut Geologen ist es falsch, von „Wasseradern" zu sprechen. Denn die Vorstellung von „unterirdischen Strömen" ist naiv und hat mit geologischen Realitäten wenig zu tun, weil Wasser im Allgemeinen in mehr oder weniger feinen Poren zwischen Sand und Kies großflächig auftritt. Selbst in Gesteinsformationen existieren kaum „Adern", sondern vor allem miteinander verbundene, unterschiedlich weit geöffnete Kluftsysteme. Wenn nun behauptet wird, dass eine Rute dann ausschlägt, wenn der Rutengänger direkt (senkrecht) über einer „Wasserader" steht, dann müssten die „Erdstrahlen" senkrecht – und nur senkrecht – aufsteigen, was aber allen wissenschaftlichen Erkenntnissen bezüglich der Ausbreitung von Strahlung jeder Art widerspricht.

Die oftmals behauptete „Treffsicherheit" von einzelnen Rutengängern entpuppt sich unter objektiven Testbedingungen immer wieder als Märchen (siehe James Randi oben). Das zeigten auch die Studien des Bundesministeriums für Forschung und Technologie der TU München 1989 und der Gesellschaft zur wissenschaftlichen Untersuchung von Parawissenschaften (GWUP) in Kassel 1990.

Trotzdem ist es möglich, dass ein erfahrener Rutengänger gelegentlich in schwierigem Gelände bei der Wassersuche erfolgreicher ist als ein Hydrogeologe. Das ist jedoch kein Widerspruch zum bereits Gesagten, sondern mit langjähriger Erfahrung mit der Beobachtung der Natur erklärbar. Denn die Fähigkeit, feinste Indizien – wie Pflanzenwuchs und Geländemerkmale – mit einem geschulten und konzentrierten Blick zu erkennen und daraus richtige Schlüsse zu ziehen, hat mit Esoterik nichts zu tun.

Es existieren auch bis zum heutigen Tag nicht die geringsten Beweise für einen Zusammenhang von Erdstrahlen mit diversen Beschwerden oder körperlichen und psychischen Krankheiten. Wenn nun Rutengänger und Pendler wirklich davon überzeugt sind, dass es ihnen möglich ist, mit ihrer Methode – sogar mittels Ferndiagnosen, die durch Auspendeln über einem Foto erstellt werden – Krankheiten festzustellen, Medikamente, selbst Speisen, auf ihre Verträglichkeit erfolgreich austesten zu können, dann ist das ein frommer Selbstbetrug mit einer Trefferquote, die dem Wahrheitsgehalt der Prophezeiungen des Orakels von Delphi vergleichbar ist.

Ruten- oder Pendelausschläge können sehr einfach erklärt werden. Hier spielen diverse Faktoren eine Rolle. Es sind vor allem unbewusste ideomotorische Bewegungen (man bewegt den Körper in die vorher gedachte Richtung) und Nachbewegung der Armmuskeln des Rutengängers. So reagieren auch manche bedauernswerten Autofahrer, die auf dem Weg zu einer Notrufsäule bei deren Anblick mit einer unbewussten Muskelbewegung auf die Säule zulenken. Verstärkt wird dieser sogenannte „Carpenter-Effekt" durch den inneren Spannungszustand der Muskeln des Rutengängers, der sich in ständiger Erwartung des Ausschlags befindet (unbewusste psychomotorische Automatismen = „Kohnstamm-Phänomen", benannt nach dem deutschen Neurologen und Psychiater Oskar Kohnstamm).

Einer meiner Freunde, ein begabter Hobbyzauberer, ist jederzeit imstande, das Pendel vor seinem staunenden Publikum, in die von ihm gewünschte Richtung schwingen zu lassen. Von Pendelgläubigen wurde er deswegen schon mehrmals ernsthaft gebeten, „Störfelder" im eigenen Haus ausfindig zu machen.

Dass es keinerlei Dokumentationen oder Nachweise über die Aussagekraft der Pendeldiagnose gibt, versteht sich von selbst.

Wer nicht schlafen kann, sich ganz allgemein nicht wohl fühlt, an Rheumatismus, Gicht, Ischias, Kopfschmerz, Ekzemen, Hämorrhoiden und sonstigen Erkrankungen leidet, ist – wie manche Menschen ernsthaft glauben – entweder verhext, besessen oder einfach das Opfer von bösen Erdstrahlen und sollte sein Geld in geeignete Gegenmaßnahmen investieren. Zu ihnen zählen: Abschirmungs- und Erdstrahlungsanlagen, die nicht nur vor Erdstrahlen, sondern auch gegen „schädliche" Weltraum-Tachyonen (sie bewegen sich schneller als Licht) schützen und – mithilfe eines Rutengängers – Ausschau nach einem neuen Platz für sein Schlafzimmer halten. Denn der Glaube versetzt Berge.

Bemerkenswert ist, dass der Arzt Paracelsus (1493–1541) die Wünschelrute bereits kannte und mit den Worten „Das sind alles ungewisse Künste" ablehnte.

Edelstein-„Therapie" – mehr als nur ein Glitzern?

Edelsteine werden bis in die heutige Zeit vor allem zur Selbstbehandlung, aber auch von esoterischen Heilern und Ärzten, oft in Kombination mit allen möglichen Hokuspokus-Therapien, zur Behandlung der unterschiedlichsten Beschwerden und Krankheiten angewendet.

Gläubige berufen sich dabei gerne auf besondere, in Edelsteinen angeblich gespeicherte Energien, die eine positive Wirkung auf die Aura ausüben und sogar telepathische Fähigkeiten fördern können. Manchmal hört man auch, dass Edelsteine besondere elektromagnetische Eigenschaften besitzen, die sich günstig auf Computer, Radios, Uhren etc. auswirken.

Wirklichkeit, Irrtum oder Lüge?
- *„Edelsteine sind Energiespender und schützen (selbst elektronische Geräte, Radios und Uhren) vor negativen Energien."*
- *„Sie beeinflussen das Raumklima günstig."*
- *„Edelsteine sind sowohl gegen Zivilisationskrankheiten als auch gegen diverse Krankheiten wie Rheuma, Darmerkrankungen, Herzbeschwerden und Immunschwäche wirksam."*

Wie es wirklich ist
Schon Josephus von Scytopolis (286 bis 356 n. d. Z.) wusste es: „Der Jaspis wehrt dem Ehebruch." Doch da ein Jaspis nicht immer aufzutreiben ist, soll Ehebruch hie und da vorkommen. Will der Ehemann wissen, ob seine Ehefrau auch wirklich treu ist, benötigt er lediglich den Edelstein

Magnetit. Im Mittelalter legten Ehemänner einen Magnetit unter das Kopfkissen ihrer Frau, um ihre Treue zu testen. War sie unschuldig, liebkoste sie ihren Gatten augenblicklich, anderenfalls fiel die Untreue aus dem Bett.

Seit Urzeiten – die ersten Berichte vom Gebrauch von Edelsteinen zu Heilzwecken stammen aus dem vierten Jahrtausend v. d. Z. – sahen Menschen in Edelsteinen mehr als nur ein faszinierendes Spiel der Farben. Man vermutete in ihnen – wie in Mond, Planeten und Sternen – geheimnisvolle, übernatürliche Kräfte. Deshalb verwendeten unsere Vorfahren Mineralien als „Glücksbringer" (Talismane) oder zur „Abwehr böser Kräfte" (Amulette).

Auch in die Kirchen fanden Edelsteine Eingang, zum Beispiel als Bestandteil von Kreuzen, Abendmahlkelchen und Zölibat-Ringen. Selbst die zwölf Edelsteine am Brustschild der Hohepriester wurden in Verbindung mit den zwölf Aposteln gebracht. Die Menschen glaubten daran, dass Edelsteine aufgrund ihrer magischen Eigenschaften Krankheiten abwehren und behandeln konnten. Auch in den Schriften der heiligen Hildegard von Bingen finden sich ausführliche Erörterungen über die „Kräfte der Edelsteine". Sogar Paracelsus (1493–1541) glaubte an die Heilkraft der Steine.

Die Zuordnung der Edelsteine zu den Tierkreiszeichen geht auf Agrippa von Nettesheim, der im 15. Jahrhundert lebte, zurück. Nach Uraltvorstellungen wurden und werden Edelsteine mit Planeten, Farben und besonderen Erkrankungen in Verbindung gebracht. Gläubige und skrupellose Geschäftemacher betonen beispielsweise das „Wissen" um die Verbindung zwischen dem Achat mit dem Planeten Merkur und empfehlen die Anwendung des Steines bei Epilepsie und gegen Spinnenbisse. Ebenso wird eine „Verbindung" zwischen dem Mond, Nesselsucht und Knochenerkrankungen hergeleitet.

Auch in der Lehre der Anthroposophie findet sich ein Zusammenhang zwischen den „sieben Energiezentren" – den sogenannten Chakren – und den Edelsteinen. So soll eine Beziehung zwischen dem „Herzzentrum" und den Farben Grün und Rosa (Jade oder Smaragd) oder dem „Handzentrum" und dem farblosen Bergkristall bestehen.

Der Glaube an die „wundersamen Wirkungen von Edelsteinen" geht in Mitteleuropa immer noch einher mit in breiten Bevölkerungskreisen nicht überwundenen abergläubischen Glaubensinhalten der Antike und des Mittelalters und Wunschdenken einher.

Bis in die Gegenwart werden pulverisierte und in Wasser aufgelöste Kristalle und Edelsteine schluckweise über den Tag verteilt eingenommen, manche Gläubige tragen sie lieber am Körper, bevorzugt über den sieben Energiezentren, in denen sie ihre „positiven Eigenschaften" entfalten können.

All die Heilsversprechungen von diversen Edelsteinverkäufern, Heilern und auch esoterisch orientierten Medizinern – die auch keinerlei Interesse an wissenschaftlichen Studien haben – sind reiner Humbug und mit unserem heutigen Wissen völlig unvereinbar. Doch Esoterik verkauft sich gut, und so haben Esoteriker aller Glaubensrichtungen leichtes Spiel mit ihren Kunden und verdienen prächtig am Verkauf von schützenden und heilenden Placebos. Selbst einige in Wien praktizierende Mediziner drücken in ihrer „ganzheitlich" ausgerichteten Praxis Patienten farbige Steine in die Hand. Dass Ärzte sich – und das mit dem Wissen der Krankenkassen und der Ärztekammer – an diesem unwürdigen Schauspiel beteiligen, ist schon fast zum Lachen.

Geistheilung – die Geister, die ich rief ...

Im Jahr 2008 verstarb in Weston (Wisconsin) die elfjährige Madeline Neumann, ein zuckerkrankes Kind, weil ihre Eltern, obwohl das Kind wegen seiner Diabetes-Erkrankung ins Koma gefallen war, auf jede schulmedizinische Therapie verzichteten und stattdessen für ihre Gesundheit beteten. Allein in den USA wurden in den Jahren 1975 bis 1995 die Fälle von 172 Kindern bekannt, die infolge von Fehlhandlungen ihrer Eltern – durchwegs Anhänger diverser religiöser Sekten – ebenfalls unbehandelt blieben. Bei 158 von diesen Kindern wäre nach Ansicht der Studienautoren ein Überleben bei effektiver Therapie sehr wahrscheinlich gewesen.[24]

In Deutschland ist der Fall einer an Lupus erythematodes (eine sogenannte Autoimmunerkrankung, bei der ein fehlgesteuertes Immunsystem zum Organversagen führt) erkrankten jungen Frau bekannt, die auf Anraten einer Geistheilerin auf ihre von Ärzten verschriebenen Medikamenten verzichtete und deswegen im Jahr 2003 fast verstarb. Dank des Eingreifens der Ärzte konnte sie zwar gerettet werden, doch sie überlebte nur mit dauerhaften Atemschäden. Später klagte das Opfer der Geistheilerin und wollte 50.000 Euro als Schadensersatz, erhielt aber lediglich 5.000 Euro zugesprochen.

Seit der Frühzeit der Medizingeschichte sind uns religiös-magische Vorstellungen über die heilende Wirkung von göttlichen und anderen übernatürlichen Kräften überliefert. Geistheilung – der Begriff ist seit 1960 durch Werke von Harry Edwards bekannt – ist ein Oberbegriff für eine Vielzahl von unterschiedlichen esoterischen, alternativmedizinischen Praktiken, die unter Verzicht auf schulmedizinische Therapieverfahren durchgeführt werden. Anbieter dieser Methoden – in Deutschland praktizieren zurzeit

10.000 Geistheiler – gehen davon aus, dass der Geist eines Geistheilers positiv auf Erkrankungen wirkt und so zur Abheilung führen kann – selbst bei unheilbaren Krankheiten. Die bekanntesten derartigen Geistheil-Verfahren sind: Heilung durch Gebete oder Handauflegen, Quantenheilung, Geistchirurgie, Schamanismus, Reiki, Anwendung von Pendel und Rute, Prana oder Huna.

Das Angebot energetischer „Heiler" ist umfassend, auch was das Finanzielle betrifft, wie das Beispiel eines derartigen „Heilers" aus Vöcklabruck in Oberösterreich zeigt. Der Wunderheiler bietet unter anderem folgende Behandlungen an: energetische Sitzung, Heilenergie durch Handauflegen, Kinesiologie, energetische Wirbelsäulen-Begradigung, Chakren-Harmonisierung, Quantenheilung, Homöopathie nach Körbler (hier „beeinflussen geometrische Figuren die Energien der Meridiane"), energetische Allergiebehandlung, Feng-Shui-Beratung. Die Preise pro Einzelleistung variieren zwischen 80 und 25 Euro (für Fernbehandlung). Kinder erhalten eine Ermäßigung von 25 Prozent.

Am häufigsten legen Geistheiler ihren Kunden einfach die Hände auf. Manche von ihnen behaupten, dass sie ihre „heilsamen Kräfte" von diversen Heiligen, Engeln oder direkt von Jesus beziehen.

Eine besondere Form der Geistheilung ist die auf den Philippinen praktizierte Geistchirurgie, bei der „Heiler" Gewebe und Tumore entfernen, ohne dabei den Körper des Patienten zu öffnen. Es sind Taschenspielertricks, die oftmals durch bekannte Zauberer wie Magic Christian oder James Randi enttarnt und im Fernsehen vorgeführt wurden. Philippinische Geistchirurgen benützen bei ihren Tricks Kunstblut und Tierorgane, die sie in Kunststoffbehältern am eigenen Körper verstecken. Manche dieser Geistheiler ritzen zusätzlich die Haut ihrer Kunden, um den Anschein eines Eingriffs zu erwecken.

Wirklichkeit, Irrtum oder Lüge?
- „Begabte Heiler sind in der Lage, durch religiöse oder esoterisch inspirierte Einwirkungen ohne Anwendung von Medikamenten Kranke zu heilen."
- „Selbst schwerstkranke Patienten können so gesunden."
- „Es gibt wissenschaftliche Beweise für derartige Heilungen."

Wie es wirklich ist
Geistheilung ist reinste Glaubensmedizin, und es existiert weltweit keine ernstzunehmende Studie, die eine Sinnhaftigkeit einer derartigen Behandlung belegen würde. Überlieferte „Heilungen" sind entweder auf Placebowirkung oder auf nicht so seltene Spontanheilungstendenzen zurückzuführen.

Der Spaß hört allerdings dann auf, wenn Patienten unter Einwirkung von medizinischen Scharlatanen auf notwendige Therapien verzichten und Eltern ihren Kindern lebenswichtige Medikamente vorenthalten. Dass diverse scheinmedizinische Heilverfahren oftmals sehr teuer sind, ist ebenfalls bekannt, hält aber verzweifelte Patienten oder deren Angehörige nicht davon ab, auf medizinische Scharlatane zu hören und sie für ihren Hokuspokus auch noch fürstlich zu entlohnen.

Wie bei vielen anderen scheinmedizinischen Behandlungsverfahren existieren bei sämtlichen Varianten der Geistheilung keinerlei Wirksamkeitsstudien.

Das große Angebot an derartigen Hokuspokus-Behandlungen zeigt, wie groß die Nachfrage nach Wunderheilungen ist, und demonstriert auch drastisch, wie tief verwurzelt Aberglaube aller Art auch in Mitteleuropa immer noch ist.

Verfahren, die auf falschen medizinischen Vorstellungen beruhen

Bioenergetik & Bioresonanz – It's swinging time

Aus dem Online-Portal für Verbraucher[25] erfahren wir von einem Test, der bei elf praktischen Ärzten durchgeführt wurde. Sie wurden nach dem Zufallsprinzip aus einer Liste von Ärzten ausgewählt, die nach Angaben der „Wiener Internationalen Akademie für Ganzheitsmedizin" mit Bioresonanz-Therapie (BRT) arbeiteten.

Eine völlig gesunde Testperson meldete sich bei all diesen Ärzten und klagte über chronische Müdigkeit und Schlafstörungen. In drei Fällen kam es zu einem Beratungsgespräch ohne Bioresonanz-Therapie, fünf Ärzte wendeten Bioresonanz- oder ähnliche Therapien an, bei drei Ärzten kamen ganz andere alternative Heilmethoden – unter anderem auch die umstrittene Kinesiologie – zum Einsatz. Detaillierte ärztliche Vorbefunde, die von der Versuchsperson vorgelegt wurden, beispielsweise Blutuntersuchungen, blieben meist unbeachtet.

Als vermeintliche Krankheitsursachen wurden etwa Blei- oder Quecksilbervergiftungen durch Amalgamfüllungen, Narbenstörungen oder Fäulnisbakterien im Darmtrakt festgestellt. Trotz völlig normaler Blutwerte wurden der Testperson diverse Zusatzpräparate und Nahrungsergänzungsmittel, Homöopathika in sehr unterschiedlichen Potenzen und obskure Virustropfen, Bioresonanztropfen oder Energiefläschchen ausgehändigt.

Bioenergetiker glauben daran, dass alle Lebewesen von „vitaler Lebensenergie" durchströmt werden, wobei diese „Lebensenergie" durch seelische oder körperliche Belastungen blockiert werden kann. Um diese behaupteten Blockaden zu lösen, verwenden Bioenergetiker unterschiedliche von ihnen propagierte Therapiekonzepte.

Die Bioresonanz kann als Weiterentwicklung älterer Verfahren wie der Elektroakupunktur nach Voll (EAV) angesehen werden. Heute wird sie auch als Bicom-, Multicom-, Multiresonanz- oder Mora-Therapie – nach ihren Erfindern, dem Scientologen und ehemaligen SS-Oberscharführer Dr. Paul Morell und seinem Schwiegersohn Erich Rasche – bezeichnet. Zahlreiche Heilpraktiker und einzelne Ärzte haben dieses Diagnose- und Therapieverfahren in ihrem Angebot und erklären die Wunderwirkung ihrer Therapie mit Plattitüden aus der Quantenphysik.

Bioresonanz-Praktiker behaupten, dass die „Eigenschwingungen" eines Organismus über Elektroden an das Bioresonanzgerät weitergeleitet werden können. Mithilfe von zwei Elektroden, die der Patient in Händen hält, wird ein elektrisches Signal gemessen. Ein Filter („Separator") trennt dabei krankhafte von gesunden Schwingungen. Das Signal wird dann im Bioresonanzgerät „umgepolt" und dem Patienten über eine andere Elektrode wieder zugeführt. Da sich dadurch die Signale gegenseitig aufheben, wird die pathologische Schwingung gelöscht und somit die Krankheit eliminiert.

Neuere Geräte nutzen sogar die „Schwingungen" von Bachblüten, Homöopathika, Edelsteinen, Farben und Metallen. Selbst Bioresonanzgeräte für den Hausgebrauch werden um teures Geld verkauft. Manche dieser Geräte übertragen „universelle Energien", andere sind für „Fernheilungen" geeignet – dabei wird allerdings ein Foto des Empfängers der „heilenden Schwingungen" benötigt. Selbst böse Bakterien und krebserregende Stoffe können mithilfe von derartigen Geräten aus der eigenen Wohnung weggezaubert werden.

Versprochen wird Hilfe und Heilung bei allen nur möglichen Erkrankungen wie etwa: Allergien, Schmerzen, Hauterkrankungen (Neurodermitis), neurologischen Störungen, Schlafstörungen, Stoffwechselerkrankungen, Immunschwäche und vielem mehr. Es wird auch die Behauptung aufgestellt, dass es durch Messung der Veränderung des Hautwiderstandes an den Akupunkturpunkten möglich sei, Allergien und Unverträglichkeiten zu diagnostizieren und somit geeignete Heilmittel (Nosoden, Homöopathika, Bachblüten etc.) herauszufinden.

Wirklichkeit, Irrtum oder Lüge?
- *„Alle menschlichen Organe senden Schwingungen aus, harmonische – gesunde – und disharmonische – pathologische –, die mittels entsprechender Geräte gemessen werden können."*
- *„Mithilfe der Bioresonanz sind exakte Diagnosen möglich."*
- *„Die pathologischen Schwingungen können durch Bioresonanzgeräte invertiert und in heilende Schwingungen umgewandelt werden; diese nun harmonischen Schwingungen, die an den Patienten zurückgesendet werden, sind imstande, krankmachende Störungen zu löschen."*

Wie es wirklich ist

Die von den Anhängern dieser Methode behaupteten Grundprinzipien der Diagnose und Therapie widersprechen laut Aussagen von Biologen, Elektrophysikern und Physiologen gesicherten wissenschaftlichen Erkenntnissen, und daran ändern auch wohlklingende Wortschöpfungen wie „Hyperwellen", „Elektronen-Plasmastrom", „Biophotonen" oder „elektromagnetische Aura von Elementen" nichts.

Die Vorstellung von „Schwingungen", die mithilfe von Apparaten aufgezeichnet, verstärkt, nach guten und bösen Schwingungen geordnet, auch gelöscht und spiegelbildlich – um 180 Grad invertiert – an den Patienten zurückgesendet werden, erinnert an das Andersen-Märchen „Des Kaisers neue Kleider".

In der Werbung für Bioresonanz werden Uraltvorstellungen von „Schwingungen" (siehe auch Bachblüten, Homöopathie, Edelsteine) in einem pseudomodernen Gewand verführerisch präsentiert, wobei auch noch Ideen der Scientologen – das Bicom-Gerät erinnert stark an die „Elektrometer" dieser Sekte – umgesetzt wurden.

In der esoterischen Medizin ist die Elektroakupunktur nach Voll (EAV) sehr beliebt. Der Landarzt Dr. Voll (1909–1989) glaubte an einen Zusammenhang zwischen Akupunkturpunkten und geopathischen Reizungen (Erde als „lebender Organismus"). Sein Gerät misst Hautwiderstände, die aber in Wirklichkeit mit Akupunkturpunkten nichts zu tun haben, sondern lediglich von der Verteilung von Schweißdrüsen abhängig sind. Die Messwerte der EAV-Geräte sind auch – etwa durch Druckausübung – manipulierbar und vom Feuchtigkeitsgrad der Haut abhängig. Mithilfe dieser obskuren Methode wird unter anderem die angebliche Amalgambelastung im Organismus gemessen. Die EAV- und Bioresonanzgeräte, die lediglich den Hautwiderstand messen, sind wissenschaftlich nicht anerkannt, in den USA erhalten diese Geräte keine Zulassung. (Siehe dazu auch das Kapitel „Wie ein Würfelspiel – alternative Diagnostik".)

Wie bei anderen esoterischen Therapieverfahren gibt es bis heute weder wissenschaftliche Belege für die Wirksamkeit der Bioresonanz-Therapie, noch können angeblich existierende „gute und böse Schwingungen" des Körpers von einem durch die Wissenschaft anerkannten Messgerät erfasst werden.

Hingegen existieren genügend wissenschaftlich sauber durchgeführte Untersuchungen bezüglich Diagnose- und Therapiemöglichkeiten mittels der Bioresonanzmethode. Sie alle zeigen klar, dass eine zuverlässige Allergiediagnose mittels Bioresonanz nicht möglich ist und ihre klinische Wirksamkeit jenseits der Placebowirkung nicht gegeben ist.[26]

Die Anwendung der Bioresonanz ist sowohl wegen der Gefahr von Fehldiagnosen und Fehlbehandlungen als auch wegen der hohen Kosten dieser Pseudotherapie klar abzulehnen.

Kinesiologie – muskuläre Fantasien

Um die Behauptungen alternativer Zahnärzte zu überprüfen, wurde an der Universitätszahnklinik Heidelberg im Jahr 2005 unter Leitung des Zahnarztes Prof. Hans-Jörg Staehle ein Experiment durchgeführt. Dabei überprüften kinesiologisch ausgebildete Zahnmediziner bei 81 Probanden die „Muskelreaktion" auf zwei unterschiedliche, doch identisch aussehende Zahnfüllmaterialien.

Von den ursprünglich 81 Teilnehmern wurden zunächst 41, die im ersten Test beide Substanzen vertrugen oder nicht tolerierten, ausgemustert. Die restlichen 40 Patienten nahmen anschließend an einer Doppelblindstudie teil, bei der weder Patient noch Prüfer wissen konnte, welche der beiden Substanzen zur Anwendung kam. Die Auswertung der Ergebnisse war für die Befürworter der Kinesiologie eine Katastrophe. Lediglich in 14 Fällen glich das Resultat dem des ersten Durchgangs, bei 26 Probanden konnten die Kinesiologen den Erstbefund nicht mehr bestätigen. Die Zuverlässigkeit der kinesiologischen Diagnostik war somit einem Zufallsergebnis nicht überlegen.

Der Begriff Kinesiologie kommt aus dem Griechischen und bedeutet „Lehre der Bewegung". Im angloamerikanischen Sprachraum spricht man auch von „Applied Kinesiology". (Diese Teildisziplin der Sportwissenschaft darf allerdings nicht mit der im Folgenden besprochenen esoterisch inspirierten pseudomedizinischen Diagnosetechnik verwechselt werden.)

In der angewandten Kinesiologie – Anbieter sprechen neuerdings auch von „Muskelwiderstandstestung" oder „psychokinesiologischem Muskeltest" – wurden Sichtweisen unterschiedlicher Kulturen von der „Ganzheitlichkeit" des Menschen und von „universellen Energien", die in

„Meridianen" fließen, übernommen und mit angeblich modernen wissenschaftlichen Erkenntnissen verbunden.

In Anlehnung an die fernöstlichen Vorstellungen von geheimnisvollen „universellen Energieströmen, die den menschliche Körper durchströmen" (siehe auch im Kapitel „Akupunktur und Traditionelle Chinesische Medizin – Gesundheit zwischen Yin und Yang"), wurde Anfang der 1960er-Jahre eine Methode zur Überprüfung dieser Ströme durch den amerikanischen Arzt und Chiropraktiker George Goodheart entwickelt. Er behauptete, dass die Kraft eines Muskels Rückschlüsse über Krankheiten von Organen, Mangelzuständen, Allergien (in der dazugehörigen Reflexzone) zulässt. Dabei hält der Patient ein Glasgefäß mit dem zu testenden Allergen in der Hand – oft ein Nahrungsmittel oder ein Medikament – und streckt seinen Arm im rechten Winkel waagrecht zur Seite aus. Der Therapeut legt seine eigene Hand auf das Handgelenk des Patienten und drückt den Arm gegen dessen Widerstand nach unten. Kann der Patient dem Druck widerstehen, dann ist der Energiefluss angeblich nicht beeinträchtigt, lässt der Widerstand aber plötzlich nach, dann ist das laut Kinesiologen ein Zeichen für eine „pathologische Funktion oder Reaktion" – zum Beispiel Belastungen oder Energieblockaden oder eine Allergie auf ein bestimmtes Medikament oder ein Nahrungsmittel. Indem man das zu testende Medikament auf die Zunge oder die Haut legt, werden auch „heilende Medikamente" durch diesen kinesiologischen Muskeltest ermittelt.

Um 1980 herum entwickelte Paul Dennison die sogenannte EDU-Kinesiologie, die nach seiner Definition eine Synthese von Traditioneller Chinesischer Medizin, Ernährungs- und Bewegungslehre, Akupressur, Chiropraktik und westlichen Wissenschaften darstellt. Sie ist angeblich bei Lernschwierigkeiten, die auf „Störung des Energieflusses in den Meridianen" zurückgehen und durch den kinesiologischen Muskeltest diagnostiziert werden können, nützlich. Dabei geht die EDU-Kinesiologie von der Vorstellung aus, dass die linke, rationale Hirnhälfte in unseren Schulen ständig überfordert wird und die rechte, kreative Hirnhälfte gleichzeitig verkümmert. Die Lernschwäche entsteht – glaubt man dieser Theorie – durch die fehlende Kommunikation der zwei Gehirnhälften. Um diese Störung zu beheben, bieten Kinesiologen die sogenannte Brain-Gym-Übung an. Hierbei werden recht seltsame Gymnastikmethoden empfohlen wie etwa mit der Hand eine liegende Acht in die Luft zu schwingen oder an den Ohrläppchen zu ziehen. Um „energetische Blockaden zu lösen" und ein „harmonisches Gleichgewicht herzustellen", kommen in der EDU-Kinesiologie zusätzlich „Akupressurmassagen" zur Anwendung.

Wirklichkeit, Irrtum oder Lüge?
- *„Die Kraft eines Muskels erlaubt Rückschlüsse über energetische Blockaden, Stressfaktoren, Organkrankheiten, Mangelzustände, Allergien und sogar Fruchtbarkeit."*
- *„Alternative Zahnärzte vermögen durch Anwendung von Kinesiologie und Bioresonanz Störfelder festzustellen und Entgiftungen durchzuführen."*
- *„Die EDU-Kinesiologie hilft bei Legasthenie und Lernschwierigkeiten."*

Wie es wirklich ist
Wer sich ein wenig umhört und informiert, kann erfahren, wie häufig von alternativen Zahnärzten mit obskuren Begründungen völlig gesunde oder wurzelbehandelte Zähne

gezogen, angeblich „ungesunde" Amalgamfüllungen durch teure Goldinlets und Kronen ersetzt und sogar Kieferknochen abgefräst werden, um so „Störfelder", die angeblich schuld an Blutarmut, Magen-Darm-Problemen, Unfruchtbarkeit und Schmerzen aller Art tragen, zu eliminieren. Für all diese völlig unnötigen und medizinisch nicht begründbaren Eingriffe – alternative Zahnärzte fantasieren gerne von „gefährlichen Herden" und „notwendiger Entgiftung" – werden die Opfer dieser Abzocke auch noch groß zur Kassa gebeten. (Siehe im Kapitel „Teufelszeug Amalgam?")

Als Erklärung für das Armphänomen beim Muskeltest wird heute angenommen, dass der im Test manchmal nachlassende Muskelwiderstand oftmals auf Ermüdung des Patienten, ungleiche Druckanwendung des Heilers oder eine unbewusste Beeinflussung der Aufmerksamkeit der Testperson durch Blickkontakt mit dem Heiler beruht. Jedenfalls ist der Muskeltest nicht standarisierbar und daher keinesfalls aussagekräftig.

Für die Nützlichkeit der EDU-Kinesiologie gibt es ebenfalls keinerlei Beweise. Ganz im Gegenteil: So konnte Klaus Samac 1996 in einer Studie mit österreichischen Schülern nachweisen, dass EDU-Kinesiologie die Schulleistung nicht fördert. Richtig ist zwar, dass zwei unterschiedliche Hirnhälften existieren, doch anatomisch normale Menschen verfügen zweifelsfrei über eine intakte Verbindung zwischen beiden Gehirnhälften und das limbische System, das für die Verarbeitung von Emotionen und Entstehung des Triebverhaltens zuständig ist, befindet sich mitten im Gehirn. Es ist daher falsch anzunehmen, dass der Sitz der Logik allein in der linken Hirnhälfte lokalisiert ist und Emotionen in der rechten Gehirnhälfte zu finden sind.

Der Muskeltest ist sowohl durch den Therapeuten als auch durch den Klienten manipulierbar, denn er hängt von der suggestiven Beziehung zwischen beiden ab. Es existieren keinerlei Studien, die eine diagnostische oder therapeutische Anwendung der Kinesiologie rechtfertigen würden. Ganz im Gegenteil: Eine Studie, durchgeführt von Jarisch und Co.[27] zeigte keinerlei Übereinstimmungen zwischen bekannten Allergien und kinesiologischen Testergebnissen. Auch weitere Studien[28] beweisen die Nutzlosigkeit dieser scheinmedizinischen Testmethode, deren Ergebnisse weder mit dem klinischen Bild noch mit etablierten Testverfahren übereinstimmten.

Trotzdem wird die Methode mit ihrem esoterischen Hintergrund immer wieder von Heilpraktikern, Pädagogen, Zahnärzten und einzelnen Medizinern als „nützlich und zuverlässig" beworben. Dass Heilpädagogen obskure esoterische Therapien sogar bei Kindern, die angeblich durch „Energieblockaden" an Angstzuständen, Orientierungsproblemen und Überforderung leiden, anwenden, ist mehr als problematisch. Dass dermaßen absurde pseudomedizinische Verfahren wie die EDU-Kinesiologie so viel Zulauf finden, liegt wohl auch daran, dass sie einfache und schnelle Lösungen für komplizierte Probleme versprechen und außerdem geschickt vermarktet werden.

Akupunktur und Traditionelle Chinesische Medizin – Gesundheit zwischen Yin und Yang

Am 16. August 2010 erschien in der „Süddeutschen Zeitung"[29] ein Artikel von H. Lehmann unter dem Titel „West-östlicher Scharlatan". Wenig später veröffentlichte das „Deutsche Ärzteblatt"[30] ebenfalls einen Bericht zur Geschichte der Akupunktur in Europa.

Aus diesen Artikeln erfahren wir einige verblüffende Erkenntnisse über den wohl wichtigsten Befürworter der europäischen Akupunktur. Als zentrale Figur der westlichen Akupunktur, die schon im 17. Jahrhundert in Frankreich nicht ganz unbekannt war, gilt George Soulie – der sich später den Adelstitel de Morant selbst verlieh. Er bot außerdem als Erster eine Akupunktur-Ausbildung in Frankreich an. Viele Angaben von de Morant stellten sich als Lügen und Fälschungen heraus. So behauptete er, fließend Chinesisch sprechen und schreiben zu können, und fantasierte von einer Begegnung mit dem Bischof der Mongolei – Monsignore Berman –, der ihm Mongolisch beigebracht haben sollte. Auch die Aussage, dass er in China das Setzen von Nadeln erlernt habe, ist nicht wahr. Alle Indizien deuten eher darauf hin, dass er in China nie mit Nadeln gearbeitet hat. Selbst sein Titel „Konsul" oder „Vizekonsul" war, laut Angaben der eigenen Tochter, erfunden.

Dennoch glaubten viele Europäer den Fantasien de Morants völlig kritiklos, obwohl er die Lehre von der Behandlung mit Nadeln in weiten Teilen massiv verfälscht hatte. Bis heute finden sich seine Lehren im „Musterkursbuch der Akupunktur" der deutschen Bundesärztekammer.

Um die chinesische Akupunktur mit einem wissenschaftlichen Weltbild zu vereinigen, prägte de Morant den Begriff der „Meridiane". Er machte aus den chinesischen „Jing-Luo"-Netzleitbahnen oder -gefäßen – in denen nach dem Glauben der traditionellen Chinamedizin „Blut und das Chi fließen" – körperlose Linien (Meridiane). Aus dem „Chi", das im Chinesischen verschiedene Bedeutungen hat, wurde eine körperlose Energie. Diese Umdeutung von Begriffen ermöglichte es europäischen Ärzten, irrationale Konstrukte wie den „dreifachen Meridian-Kreislauf" (im Musterkursbuch heißt das „Leitbahnumlauf") kritiklos zu akzeptieren.

Die Traditionelle Chinesische Medizin (TCM), die sich vor mehr als 2000 Jahren in China etablierte, wird seit einigen Jahrzehnten in Mitteleuropa, ähnlich wie auch andere alternativmedizinischen Behandlungsverfahren, immer beliebter. Was jedoch die meisten Europäer nicht wissen, ist, dass in China selbst nur höchstens ein Fünftel der Bevölkerung durch Traditionelle Chinesische Medizin versorgt wird.

Das vorherrschende Bild, das von vielen Anhängern auch bewusst weitergetragen wird, dass TCM „in ganz China verwendet wird", ist also bei Weitem nicht richtig!

Behandlungen nach TCM sind in China regionalbedingt sehr unterschiedlich. TCM als einheitliche Lehre gab es daher nie, und es existieren auch mehrere unterschiedliche philosophische Medizinbücher, die nicht in allen Angaben miteinander kompatibel sind. So ist die angenommene Zahl der Akupunkturpunkte extrem unterschiedlich und auch der Verlauf der Meridiane weicht bei einzelnen Autoren voneinander ab. Die in Europa übliche TCM ist eine den westlichen Bedürfnissen angepasste Importware, in der die alten, traditionellen Vorstellungen von Magie, Geister- und Dämonenglauben kaum noch eine Rolle spielen.

Charakteristisch für die Philosophie der TCM sind Vorstellungen von der „göttlichen und harmonischen Lebensenergie" (Chi), die im Körper in Blutgefäßen zirkuliert. Ebenso populär sind die einander ergänzenden Prinzipien Yin (männlich) und Yang (weiblich). Eine zentrale Vorstellung bilden die Akupunkturpunkte – je nach

Schule zwischen 365 und 700 an der Zahl. Zwei Drittel von ihnen liegen in der Nähe oder direkt bei Nervenaus- und durchtrittsstellen. Schließlich gibt es noch die fünf Elemente, auf die alle Dinge sich angeblich zurückführen lassen: Erde, Feuer, Holz, Wasser und Metall. Diesen „Elementen" sind „fünf Jahreszeiten", „fünf Himmelsrichtungen", „fünf Geschmacksrichtungen", „fünf Farben", „fünf Organe" (Leber, Herz, Milz, Lunge, Niere) zugeordnet. In der TCM spielen außerdem noch astrologische Vorstellungen und die Zuordnung von Planeten zu bestimmten Farben – zum Beispiel Mars zur Farbe Rot – eine große Rolle. (Siehe dazu auch im Kapitel „Die Welt der Esoterik: ein Überblick".)

Als Krankheitsursachen gelten „Blockaden der Lebensenergie" wie etwa infolge von Ernährungsfehlern, schlechter Hygiene, schlechter Witterung, Überanstrengung, sexueller Unausgeglichenheit und Emotionen. Sämtliche Behandlungsformen der TCM zielen daher auf die Behebung dieser Chi-Blockaden.

Zu den vielfältigen Methoden der TCM zählen: spezielle diagnostische Verfahren wie etwa Puls- und Zungendiagnostik, der Einsatz von Kräutern, Tierprodukten sowie Diäten, Massagen, Bewegungsübungen und vor allem der variantenreichen Akupunktur. Eine Sonderform der Akupunktur ist die Elektroakupunktur nach Voll (siehe im Kapitel „Bioenergetik & Bioresonanz – It's swinging time").

Wirklichkeit, Irrtum oder Lüge?
- *„Die Blockade der Lebensenergie Chi ist Ursache von vielen Krankheiten."*
- *„Das Setzen von Nadeln an spezifischen Akupunkturpunkten ist bei vielen Beschwerden äu-*

ßerst wirksam und auch durch wissenschaftliche Studien längst belegt."
- „Kosmische Einflüsse auf die Gesundheit des Menschen, Lebensenergie, Meridiane, spezifische Akupunkturpunkte und das Vorhandensein von fünf Elementen sind Realität und weit mehr als nur philosophisch-religiöse Annahmen."
- „Die therapeutische Wirksamkeit der TCM – auch die der Akupunktur – in fast allen Bereichen der Medizin ist wissenschaftlich bewiesen."
- „Die in Europa praktizierte TCM entspricht der klassischen chinesischen Medizin."
- „China-Kräuter und Tierprodukte sind unbedenklich und sicher."

Wie es wirklich ist

Tatsache ist, dass es bis heute keinerlei wissenschaftliche Hinweise für die Existenz von (365 bis 700) Akupunkturpunkten, des alles durchdringenden göttlichen Chi oder irgendwelcher Energiekanäle, die den Körper durchziehen, gibt. Genau so unbewiesen ist die esoterische Vorstellung von krankmachenden „energetischen Blockaden", die durch spezielle Maßnahmen behoben werden können.

Obwohl es unzählige Placebo-kontrollierte Studien zur Akupunktur und Scheinakupunktur gibt, ist die Wirksamkeit (jenseits der Placebowirkung) der Schmerztherapie mithilfe von Akupunkturnadeln umstritten. Manche Studien kommen zum Ergebnis, dass Akupunktur im Allgemeinen mit Placebo gleichgesetzt werden kann, einige Schmerzstudien zeigen hingegen möglicherweise eine gewisse Überlegenheit der Akupunktur, aber auch der Scheinakupunktur (an

Nichtakupunkturpunkten) im Vergleich zur Placebotherapie mit Tabletten. So nennt zum Beispiel das Cochrane Controlled Trial Register[31] kontrollierte und hochwertige Studien, die darauf hinweisen, dass bei vielen der üblichen Indikationen die Akupunktur nicht oder kaum besser wirkt als Placebo. Bemerkenswert ist auch das Ergebnis einer Placebo-kontrollierten Schmerzstudie[32], die zeigte, dass eine Schmerzreduktion durch Scheinakupunktur gleiche Ergebnisse liefert wie die klassische Akupunktur und beide bessere Wirksamkeit bewiesen als einfache Placebogaben in Form von Tabletten.[33] Ein Ergebnis, das zeigt, dass Placebo nicht gleich Placebo ist. (Siehe dazu auch im Kapitel „Placebo- und Noceboeffekte".)

Eine im vergangenen Jahr in der Zeitschrift „Pain" veröffentlichte Übersichtsarbeit über alle vorliegenden systemischen Reviews zu Indikationen für Schmerztherapie mithilfe der Akupunktur[34] führt zu für die Akupunktur enttäuschenden Ergebnissen. Es zeigte sich, dass die Akupunktur sowohl bei der Gewichtsreduktion als auch bei der Raucherentwöhnung eindeutig unwirksam ist.

Auch eine große Studie der TU München am Institut für Allgemeinmedizin, die Karin Niemann 2011 durchführte, besagt, dass ein Großteil der Effekte der Nadeleinstiche – auch an Nichtakupunkturpunkten – sich nicht auf die von den Anwendern postulierten Wirkmechanismen zurückführen lässt, sondern auf andere, häufig als unspezifisch bezeichnete Faktoren. So weiß man, dass bestimmte, in der Hypophyse und im Hypothalamus produzierte Hormone (Endorphine/Endomorphine), die die Schmerzempfindung regeln, in Stresssituationen oder durch Schmerzen – so auch durch Nadeleinstiche – ausgeschüttet werden und somit zur Schmerzverminderung beitragen, und dass es auch stark darauf ankommt, wer die Nadeln setzt und wie geschickt die Prozedur dem Patienten verkauft wird.

Dass es möglich ist, bestimmte Schmerzzustände mithilfe von eingestochenen Nadeln günstig zu beeinflussen, ist schon lange bekannt. Doch bei dieser Prozedur scheint es annähernd gleichgültig zu sein, wo am Körper die Nadeln gesetzt werden. Dass die echte Akupunktur in einigen Studien[35] ein wenig besser als die Scheinakupunktur abschneidet, mag daran liegen, dass die Therapeuten in allen Fällen wussten, ob echte oder Scheinakupunktur angewendet wurde, und dass diese Information bewusst oder unbewusst an die Testpersonen weitergegeben wurde.

Mögliche Anwendungsgebiete der Akupunktur – auch der Scheinakupunktur – sind daher lediglich Übelkeit nach Operationen oder nach Chemotherapie, chronische Schmerzzustände und eventuell Migräne.

Die heute in Europa praktizierte TCM ist ein Kunstprodukt, das in China unter Mao in den 1970er-Jahren aus den weniger magischen Teilen der ursprünglichen Lehre entwickelt wurde. Wie bei vielen anderen traditionellen Diagnose- und Therapieverfahren existieren auch hier keine, oder viel zu wenige, aussagekräftige Studien zur Wirksamkeit, aber auch über mögliche Nebenwirkungen all dieser Behandlungsverfahren. Es ist letztlich eine Glaubensfrage, ob man den Versprechungen der TCM-Praktiker vertraut.

Am esoterischen Hintergrund der TCM kann – ebenso wie bei Horoskopen, obskuren und objektiv unbeweisbaren „Energien" und körperlosen „Meridianen", beim Glauben an die „fünf Elemente" und an das „senkrechte Weltbild" – nicht gezweifelt werden.

Besonders schwerwiegend ist der Umstand, dass außerhalb von Europa produzierte therapeutische Kräuterprodukte oft mit Pestiziden, Schwermetallen und Bakterien verunreinigt sind und dass manche dieser Produkte Toxine enthalten oder sogar Krebs erzeugen können. Besonders bedenklich sind laut „The New England Journal of Medicine" vom Dezember 2002: Colchizin, Belladonna, Digitalis, Ginkgo. Fernhalten sollten Sie sich in jedem Fall von Aristolochia, einem Kraut, das bösartige Geschwülste der Harnwege auslöst und in Europa – seit 2003 auch in China – verboten ist. Problematisch ist weiters die medizinische Verwertung von Tierprodukten in China und anderen asiatischen Ländern, wobei manche dieser Tiere sogar zu den bedrohten Arten zählen wie zum Beispiel Schildkröten, Nashörner, Tiger oder Bären. Besonders begehrt sind Tigerhoden, Tigerpenisse (zur Stärkung der Potenz), Tigerzähne (gegen Asthma) oder Tigerkrallen (für Besserung der Ausdauer).

Wie so oft gilt auch hier das Wort von Goethe: „Warum in die Ferne schweifen, wenn das Gute liegt so nah?" Vielleicht erscheint auf den ersten Blick die TCM mit ihren Versprechungen verführerisch, doch wenn Sie sich mit dem weitgehend esoterischen Hintergrund der TCM näher beschäftigen, die Gefahren esoterischer Diagnose- und Behandlungsverfahren erkennen, werden Sie feststellen, dass es für die meisten Leiden bessere, sicherere und billigere Alternativen gibt.

Ayurveda: „Wissen um ein langes Leben"

Im Jahr 2000 wurde eine 37-jährige Hausfrau wegen starker Bauchschmerzen und Erbrechen als Notfall ins Dartmouth-Hitchcock Medical Center in New Hampshire überwiesen. Bei der Erstuntersuchung fanden sich zunächst keinerlei Hinweise für die Ursache der bei ihr festgestellten Blutarmut. Doch die Laboruntersuchung des Bluts ergab neben dieser schweren Anämie (Blutarmut) auch stark erhöhte Bleiwerte im Serum der Patientin. Bei näherer Befragung gab die Patientin an, fünf unterschiedliche alternativmedizinische Heilmittel einzunehmen, die ihr ein Ayurveda-orientierter Internist gegen Rheumabeschwerden verschrieben hatte. Nach einem siebentägigen Spitalsaufenthalt wurde sie beschwerdefrei entlassen. Doch zwei Jahre später wurde erneut eine massive Anämie bei ihr festgestellt. Es zeigte sich, dass sie einige Wochen zuvor wieder Ayurveda-Präparate eingenommen hatte.[36]

Wirklichkeit, Irrtum oder Lüge?
- *„Das (uralte) diagnostische und therapeutische Wissen der Ayurveda-Ärzte ist mit heutigen medizinischen Erkenntnissen vereinbar."*
- *„Das Wissen der ‚Alten' um die fünf Elemente, die drei Doshas, die sieben Hauptenergiezentren (Chakren), von dämonischen Einflüssen, Farbzuordnungen und der Sinnhaftigkeit der Anwendung von Edelsteinen ist für medizinische Zwecke anwendbar."*
- *„Entschlackungskuren (künstliches Erbrechen, Einläufe, Aderlässe) und die therapeutische Anwendung von Schwermetallen sind zu empfehlen und ungefährlich."*
- *„Die Wirksamkeit der Ayurveda-Therapie ist wissenschaftlich bewiesen."*

– „Ayurveda-Therapeuten sind immer bestens ausgebildete Mediziner."

Wie es wirklich ist
Ayurveda, das rund 4000 Jahre alte „Wissen um ein langes Leben", ist die schriftlich festgehaltene Heilkunde Indiens. Sie geht angeblich auf den Gott Brahma zurück. Der Begriff Ayurveda setzt sich aus den altindischen Worten „Ayus" (Leben, Zusammenhalt) und „Veda" (Wissen, Wissenschaft) zusammen.

Das anatomische Wissen der alten ayurvedischen Ärzte wies erhebliche Mängel auf. So glaubten sie fälschlicherweise an „siebzig Rumpfmuskeln" beziehungsweise daran, dass die eingeatmete Luft durch die Luftröhre direkt zum Herzen transportiert wird, oder dass im Körper paarweise angelegte Leitungen/Röhren Blut, Schleim, Luft, Magensekret und Säfte transportieren. Vorstellungen, die sich teilweise bis heute erhalten haben. Krankheiten wurden und werden in drei große Gruppen eingeteilt (Sushruta-Samhita-Einteilung): solche, die im Körper selbst liegen (zum Beispiel Lepra als angebliche Erbkrankheit), Krankheiten, die eine äußere Ursache haben (wie eine Verwundung), und Leiden (zum Beispiel Geisteskrankheiten), die auf übernatürliche Kräfte – auch dämonische Einflüsse – zurückgehen.

Nach den Vorstellungen der ayurvedischen Philosophie besteht der Mensch aus fünf Elementen, wobei jedem Element bestimmte Körperfunktionen zugeordnet werden. Wie alles zusammenwirkt, beschreibt das Konzept der „drei Doshas": Vata = Nerveneenergie, Pitta = Feuerenergie und Kapha = stoffaufbauende Nährenergie. Diese drei Doshas bestimmen die Eigenschaften des Menschen, von ihrem Verhältnis zueinander ist die Konstitution des Menschen abhängig.

Krankheiten sollen demnach durch ein Ungleichgewicht (Disharmonie) der drei Doshas entstehen. Ähnlich wie in der Traditionellen Chinesischen Medizin spielen auch hier astrologische Vorstellungen (Tierkreiszeichen, Planeten- und Sternkonstellationen während der Zeugung und der Schwangerschaft) und spezielle Diagnoseverfahren wie die Pulsdiagnostik eine große Rolle.

Nach anthroposophischer Lehre besteht ein Zusammenhang zwischen den menschlichen „sieben Chakren" und Edelsteinen. So soll beispielsweise eine Beziehung zwischen dem „Herzzentrum" und den Farben Grün und Rosa (Jade oder Smaragd) oder dem „Handzentrum" an der Handinnenfläche und dem farblosen Bergkristall bestehen. Außerdem findet sich im Weltbild der Ayurveda-Medizin der Glaube an Tierkreiszeichen und Planeten, die wiederum mit den fünf Elementen, menschlichen Charaktereigenschaften und Organen und deren Erkrankungen in Verbindung stehen.

Hinzu kommen noch spezielle Ernährungsvorstellungen (sechs unterschiedliche Geschmacksqualitäten/der Körper weiß genau, was er benötigt), Ganzkörpermassagen mit dem göttlichen Öl, Fasten, Dampfbäder, reinigende Entschlackungen (Einläufe, künstliches Auslösen von Erbrechen und Niesen und Aderlässe). Von großer therapeutischer Bedeutung sind in der Ayurveda-Medizin auch Heilkräuter, Gewürze, Musik, Farb- und Aromatherapie, Yoga und die Verordnung von Mineralien und Metallen – darunter auch das gefährliche Schwermetall Quecksilber.

Wer wenig Verständnis für (vor-)mittelalterliches Denken und daraus resultierende Diagnosen- und Therapien aufbringt, wird zwangsläufig mit Störungen von Körpersäften, Astrologie, Dämonenlehre, Kuren mit Schwermetallen, Aderlass, künstlichem Auslösen von Erbrechen und

Entschlackungen aller Art wenig Freude haben. Auch die diätetischen Vorstellungen, „dass der Körper schon weiß, was er braucht", implizieren beispielsweise, dass man einem Diabetiker, der Lust auf Süßes hat, Süßigkeiten bedenkenlos geben darf.

Zur Ayurveda-Therapie gehören Produkte, die unterschiedliche Schwermetalle enthalten. Wenn Ayurveda-Anbieter darauf hinweisen, dass derartige Schwermetalle ja nicht als reine Metalle, sondern „nur" aufgekocht und zerstoßen verabreicht werden, so ändert dieses Argument nichts an der Tatsache, dass Quecksilber auch in kleinen Mengen extrem giftig ist und nur sehr langsam aus dem Körper eliminiert wird. Dazu ein Bericht von „Stiftung Warentest" vom Juni 2005: „In einer Stichprobe handelsüblicher Ayurveda-Arzneimittel – es wurden 70 verschiedene freikäufliche Ayurveda-Präparate von 27 Herstellern aus Indien und Pakistan untersucht – war jedes fünfte Präparat laut einer Veröffentlichung der medizinischen Fachzeitschrift „JAMA" mit zum Teil hohen Konzentrationen an Schwermetallen wie Blei, Quecksilber und Arsen belastet. Die Hälfte der Arzneimittel empfahlen die Hersteller sogar für Kinder." Dazu führt Arzneimittelexperte Professor Gerd Glaeske von der Universität Bremen aus: „Wer regelmäßig Ayurveda-Präparate einnimmt, sollte bei Übelkeit, Erbrechen, Appetitlosigkeit und körperlicher Schwäche eine Schermetallvergiftung in Betracht ziehen und eine Blutuntersuchung vornehmen lassen."

Es existieren keinerlei wissenschaftliche Beweise für die Effektivität der ayurvedischen Medizin jenseits der Placebowirkung, und es gibt auch keine strengen Prüfungen auf Nebenwirkungen ihrer Produkte und keine Bestätigung für die Sinnhaftigkeit der Pulsdiagnostik.

Genau so abzulehnen ist die sogenannte „Tibetanische Medizin". Die zum Teil über das Internet vertriebenen

Produkte („Juwelenpillen") aus dem Tibetan Medical and Astrological Institute des Dalai Lama in Nordindien enthalten sowohl obskure Bestandteile wie etwa Elefantengalle oder Rhinozeroshorn als auch Toxine wie zum Beispiel Blei, Schwefel, Teer und Quecksilber.

An „Ayurveda-Akademien" wie etwa in München oder Frankfurt erhält man eine komplette Ausbildung zum „Ayurveda-Therapeuten" in nur 34 Tagen, zu einem attraktiven Preis von nur 4.200 Euro.

Biochemie nach Dr. Schüßler – Allheilmittel Mineral?

„Biochemie" nach Dr. Schüßler ist eine mit der Homöopathie verwandte Selbstbehandlungsmethode, bei der – anders als in der Homöopathie – lediglich Mineralsalze in hoher Verdünnung eingenommen werden.

Nach den längst obsoleten Vorstellungen des Arztes Wilhelm Heinrich Schüßler (1821–1898) beruhen sämtliche Erkrankungen auf einer Störung des Mineralstoffwechsels, ausgelöst durch Mineralstoffverluste. Von dieser Annahme ausgehend, entwickelte er eine Therapie mit zwölf Funktionsmitteln, die – wie er meinte – „Organfunktionen regulieren und imstande sind, die menschliche Konstitution günstig zu beeinflussen". Es sind anorganische Salze in homöopathischer Verdünnung – einst nur in D3, D6 und D12 verdünnt, heute sogar in Hochpotenzen. Verkauft werden zurzeit mindestens 27 Funktionsmittel nach Schüßler, die für praktisch jede nur denkbare Erkrankung angeboten werden.

Wirklichkeit, Irrtum oder Lüge?
- *„Sämtliche Krankheiten beruhen auf einer Störung des Mineralstoffwechsels, ausgelöst durch einem Mangel an Mineralstoffen."*
- *„Schüßlersalz-Tabletten enthalten genügend Mineralstoffe, um einen Mangel an Calcium, Kalium oder Phosphaten ausgleichen zu können."*
- *„Die Wirksamkeit von Schüßlersalzen, selbst in homöopathischer Dosis, ist wissenschaftlich belegt."*

Wie es wirklich ist

Höchste Vorsicht ist immer dann geboten, wenn Anbieter eines medizinischen Produkts behaupten, dass ihr Heilmittel gegen jede Unpässlichkeit und gegen jede beliebige Krankheit wirkt.

Schüßlers Ideen haben mit modernen biochemischen und medizinischen Erkenntnissen nichts zu tun. Es gibt zwar eine Anzahl von Krankheiten, die auf Störungen des Mineralstoffwechsels zurückgehen, aber das ist nur ein Teilbereich der Medizin. Es existieren auch keinerlei Studien, die eine Wirkung dieser Pseudotherapie bei irgendeiner Erkrankung belegen würden. Im Gegensatz zum Homöopathen Hahnemann hat Schüßler seine Produkte nicht einmal an sich selbst geprüft. Da Leitungswasser höhere Konzentrationen an Calcium, Phosphat oder Kalium enthält als potenzierte Schüßler-Salze, dürfte reines Leitungswasser effektiver sein als die im Handel befindlichen Produkte.

Es handelt sich um eine reine Nonsense-Therapie, eine Geldverschwendung und auch deswegen nicht unbedenklich, weil mit derartigen Scheintherapien bei ernsten Erkrankungen wertvolle Zeit vergeudet wird.

Orthomolekulare Medizin – Wie gesund sind Vitamine?

Aus einem Bericht der österreichischen Online-Verbraucherorganisation „Konsument.at" erfahren wir von einem Test, bei dem fünf österreichische Ärzte, die orthomolekulare Therapie anbieten, von einer Testperson besucht wurden. Die Testperson, die eine bereits durchgeführte Blutuntersuchung vorweisen konnte, klagte bei allen Arztbesuchen über Schlafstörungen, Überlastung und Erschöpfung, gab aber an, „gesund zu leben und sich ausgewogen zu ernähren". Die „Diagnosen" der Ärzte nach einem mehr oder weniger langen Gespräch reichten von „Burn-out-Syndrom" über „Schlafstörungen" bis hin zur „Depression", wobei in einem Fall ein kinesiologischer Test angewendet wurde. In sämtlichen Fällen wurden diverse Vitaminmischungen, Eisen, Spurenelemente, Mineralien und auch zweimal Melatonin verschrieben, die hoch dosiert eingenommen werden sollten. Drei von fünf Ärzten verordneten Vitamin-D3 in einer bedenklich hohen Dosierung, das bei regelmäßiger Einnahme schwere Nebenwirkungen auslösen würde. Die Kosten dieser Erstmedikation – die aber über Monate fortgesetzt werden sollte – variierten zwischen 63 und 153 Euro.

Im Jahre 1912 isolierte der polnische Biochemiker Casimir Funk aus Reiskleie einen Stoff, der eine vermutete Mangelkrankheit (Beri Beri) heilen konnte, die bei Patienten, Personal und auch Hühnern im Militärhospital von Batavia nach Umstellung der Kost von braunem auf weißen Reis auftrat. Funk erfand bald danach das Kunstwort „Vitamin", ein Wort das aus dem lateinischen „Vita" (Leben) und „Amin", für stickstoffhaltige Stoffe zusammengesetzt ist und auch an das „Amen" im Gebet erinnert. Bald zeigte sich, wie wichtig Vitamine für die Gesundheit des Menschen sind, und mit der Zeit entwickelte sich ein wahrer Kult um Vitamine und Mineralstoffe, deren Produktion und Vertrieb für geschickte Hersteller und Verkäufer satte Gewinne einbringt.

Nach Auffassung der orthomolekularen Medizin soll der Mensch auf die zusätzliche Einnahme von Vitaminen und Spurenelementen, die (angeblich) in der normalen Nahrung nicht ausreichend vorhanden sind, angewiesen sein, um gesund zu bleiben, und selbst bereits vorhandene Krankheiten können durch die Einnahme künstlich hergestellter Ergänzungsstoffe erfolgreich behandelt werden.

Als Wegbereiter der orthomolekularen Medizin gilt Linus Pauling (1901–1994). Der berühmte Chemiker, Atomwaffengegner und Nobelpreisträger – er erhielt 1954 den Nobelpreis für Chemie und 1962 den Friedensnobelpreis – propagierte jahrelang die Einnahme von Vitamin-C in extrem hohen Dosen. Er selbst schluckte täglich eine Megadosis von zehn Gramm Vitamin-C, in der festen Überzeugung, dadurch Krebs verhindern zu können und auf diese Weise sogar sein Leben deutlich zu verlängern. Pauling propagierte auch die Vitamin-C-Hochdosistherapie zur Behandlung von Erkältungen, Allergien, Arthritis, Rheuma, Herzerkrankungen, Schizophrenie, Depression, Autismus und Krebs. Bedauerlicherweise starb Linus Pauling im Jahr 1994, trotz (oder wegen?) der täglichen Hochdosiseinnahme von Vitamin-C an den Folgen seiner Prostata- und Darmkrebserkrankung.

Wahrheit, Irrtum oder Lüge?
– *„Vitamine, Spurenelemente und Antioxidantien vermögen Erkältungen zu verhindern, den Krankheitsverlauf grippaler Infekte günstig zu beeinflussen und sind zur*

Unterstützung des Heilungsverlaufs nach Krankheiten und Operationen erforderlich."
- *„Vitamine, Mineralien und Antioxidantien wirken günstig auf das Immunsystem des Menschen und verlangsamen den menschlichen Alterungsprozess."*
- *„Sie verringern die Nebenwirkungen der Strahlen- und Chemotherapie und wirken günstig auf viele Leiden wie etwa Diabetes, Herz-Kreislauf-Erkrankungen und Krebserkrankungen."*
- *„Vitamine – vor allem Vitamin B3 – sind in der Lage, arteriosklerotische Plaques in den Blutgefäßen aufzulösen."*

Wie es wirklich ist

Die Basis der orthomolekularen Lehre ist die (unhaltbare) These, dass es heutzutage nicht mehr möglich sei, sich über ausgewogene Ernährung ausreichend mit „Vitalstoffen" zu versorgen, weil praktische alle Lebensmittel durch Giftbeimischungen, Lagerung, Transport und Zubreitung nur noch einen Bruchteil der in ihnen ursprünglich vorhandenen wertvollen Stoffe enthalten. Ein Umstand, der zu chronischen Mangelzuständen führt und es daher notwendig macht, diese fehlenden Vitalstoffe dem Körper über Nahrungsmittelergänzungsstoffe zuzuführen.

Dazu gehört auch die Megavitamintherapie, also die Anwendung von Vitaminen in Dosen, die oft 100- bis 1000-fach höher liegen, als der physiologische Bedarf des Körpers es erfordert.

Tatsache ist, dass in westlichen Ländern chronische Mangelzustände so gut wie nie, außer bei chronisch Kranken – zum Beispiel bei Alkoholsucht – vorkommen. So zeigt eine groß angelegte Studie der renommierten American

Medical Society,[37] dass die Annahme einer weit verbreiteten Mangelversorgung der Bevölkerung mit Vitaminen und Mineralstoffen unzutreffend ist und dass bei vielen Krankheiten die versprochenen Heilungen durch Einnahme von Vitaminen und Spurenelementen nichts anderes sind als unbewiesene Behauptungen.

Vitamin-C ist ein wasserlösliches Vitamin, das für bestimmte Körperfunktionen (Wachstum und Reparatur-Mechanismen des Körpergewebes) unentbehrlich ist. Da der menschliche Organismus nicht imstande ist, Vitamin-C zu produzieren oder zu speichern, kann das Vitamin dem Körper nur von außen zugeführt werden, wobei eine Dosis von 60 Milligramm täglich zum Erhalt der Gesundheit notwendig ist.

Viele Menschen glauben, dass Vitamin-C „einfach gut ist". Es hilft – wie sie denken – bei Verkühlungen, kann grippalen Infekten vorbeugen und sogar vor Krebserkrankungen schützen. Deswegen greifen viele schon bei den geringsten Anzeichen einer aufkommenden Verkühlung routinemäßig zur „altbewährten" Brauselimonade.

Zum Thema „Vitamin-C und grippale Infekte" existiert eine große Zahl von wissenschaftlich sauber durchgeführten placebokontrollierten Doppelblindstudien. Sie alle sind zum Beispiel auf der Internetseite der „Cochrane Library I, 2003" zu finden oder im „Lexikon der populären Ernährungsirrtümer"[38] nachzulesen. Unter anderem existieren auch Untersuchungen an eineiigen Zwillingen. Im Zuge dieser Untersuchungen erhielt ein Zwilling Placebo-Präparate, während der andere Vitamin C in verschiedenen Dosierungen einnahm.[39] Dabei zeigte sich immer wieder, dass Vitamin-C – gleichgültig in welcher Dosierung – keinen Schutz vor grippalen Infekten bieten kann und außerdem den Krankheitsverlauf kaum beeinflusst.

Auch für all jene, die fest an die segensreiche Wirkung

von Vitamin-C bei bösartigen Erkrankungen glauben, gibt es bisher keine besseren Nachrichten. Viele Studien[40] konnten keine Wirkung von Hochdosis-Vitamin-C-Gaben bei diversen Krebsarten zeigen.

Es stimmt auch nicht, dass Vitamin-C keinerlei Nebenwirkungen auslösen kann. Schon bei regelmäßigen Gaben ab einem Gramm täglich kommt es nicht selten zu Durchfällen und Koliken. Weitere mögliche Nebenwirkungen der Vitamin-C-Hochdosistherapie sind: Veränderung von Hormonspiegeln im Blut, Zerstörung von Vitamin B12, erhöhte Aufnahme von Aluminium und Förderung der Osteoporose, Begünstigung von Herzmuskelerkrankungen und Bildung von Nierensteinen.

Ebenso kann der übermäßige Konsum von Vitamin-B zu ernsten Nebenwirkungen führen. So ist schon lange bekannt, dass Vitamin-B1 in hoher Dosis zu Kopfschmerzen, Schlafstörungen und – glücklicherweise selten – zu Darmblutungen führt und dass Vitamin-B6 Neuropathien, mit Lähmungserscheinungen an Händen und Füßen auslösen kann. Auch das wasserlösliche Vitamin-B3 (Niacin, es spielt eine zentrale Rolle im Stoffwechsel), das laut orthomolekularen Medizinern das „böse" HDL-Cholesterin senkt und sogar imstande sein soll, arteriosklerotische Plaques in den Blutgefäßen abzubauen, führt nicht selten zu massiven Nebenwirkungen in Form von Hautrötungen, Juckreiz, Erbrechen und Durchfall.

Bedauerlicherweise musste die neueste und bisher größte Studie des National Heart-Lung and Blood Institute (NHLBI) zur behaupteten vorbeugenden Wirkung von Niacin gegen Herz- und Kreislauferkrankungen, wegen Erfolglosigkeit frühzeitig abgebrochen werden.[41] Gleiches gilt auch für Vitamin-B-12-Gaben zur Vorbeugung gegen das Auftreten von Herz-Kreislauf-Erkrankungen und Krebs. In einer groß angelegten Studie[42] konnte innerhalb von sechs Jahren kein günstiger Effekt von Vitamin-B12 nachgewiesen werden.

Auch die vorbeugende Einnahme von Multivitaminen und Mineralstoffen oder von diversen sogenannten Antioxidantien (die angeblich Zellen vor sogenannten freien Radikalen oder anderen aggressiven Molekülen schützen und das Krebsrisiko senken) ist nicht unproblematisch. Das gilt unter anderem für Vitamin-A, Carotine, Vitamin-E, Selen und wie bereits besprochen für das Vitamin-C. Besonders gefährlich ist eine Vitamin-A-Überdosis, die zu Knochen- und Leberschäden, Sehstörungen und Missbildungen bei Neugeborenen führen kann.

Gerade die zunächst so vielversprechenden Kombinationstherapien mit antioxidativen Substanzen dürften in der Vorbeugung gegen Krebs- und Herz-Kreislauf-Erkrankungen völlig unwirksam sein. Einige Studien belegen sogar, dass sie eine gegenteilige Wirkung haben. Ersten Alarm bei Forschern löste in den Neunzigern die CARET-Studie aus. Aus dieser Studie ging hervor, dass die Lungenkrebsrate bei Rauchern, die Carotine eingenommen hatten, anstieg, statt wie vermutet zu sinken.

Eine viel beachtete Studie der Cleveland Klinik[43], an der 35.000 Studienteilnehmer im Alter von über 50 Jahren teilnahmen, die Selen oder Vitamin-E (bzw. eine Kombination beider Substanzen) erhielten, zeigte, dass jene Männer, die Selen und/oder Vitamin-E einnahmen, ein deutlich höheres Risiko hatten, an Prostatakrebs zu erkranken als jene Männer, die lediglich ein Placebo erhielten. Ähnliche Ergebnisse brachte auch die Vitamin-E-Studie von Edgar Miller[44], die ebenfalls zeigte, wie bedenklich die Hochdosistherapie mit Vitamin-E sein kann.

Dass manche regelmäßig eingenommene Vitamine und Kombinationsprodukte aus Vitaminen und Spurenelementen nur Gutes bewirken und keine Nebenwirkungen auslösen, ist Wunschdenken und durch keinerlei wissenschaftliche Studien belegt.

Auch Menschen, die sich gesund ernähren, befürchten häufig, ohne zusätzliche Spurenelemente und Vitamin-Tabletten nicht auszukommen. Doch die meisten Gesundheitsexperten sehen die Rolle dieser Zusatzstoffe – die zunehmend häufig sogar in Fruchtsäfte, Frühstücksflocken, Kosmetika und selbst in Kinderbonbons eingearbeitet werden – zunehmend kritisch und warnen vor der regelmäßigen Einnahme von industriell hergestellten Konzentraten und Extrakten. Anstatt gutgläubig und ohne ärztliche Beratung und Kontrolle derartige Produkte zu konsumieren, empfehlen kritische Ernährungsexperten eine ausgewogene Ernährung mit viel Obst und Gemüse, das Meiden von Nikotin und sonstigen Giften beziehungsweise viel Bewegung.

Trotz all dieser Warnungen gibt es jedoch auch viele Mediziner, Apotheker und Heiler, die ihren Klienten die Einnahme von „gesunden" Vitaminen und Spurenelementen anraten. Manchmal nur nach dem Motto: „Es nützt nicht, aber es schadet auch nicht", was dazu führt, dass das grandiose Geschäft mit oftmals wertlosen, dafür teuren Produkten boomt.

Sauerstoff-Ozon-Therapie: Nur ein Luftgeschäft?

Die folgenden Textpassagen sind ein Auszug aus der Webseite eines Allgemeinmediziners und Naturheilers:

„*Autologe, hyperbare Eigenblutinfusionen mit Ozon: Nach meinen Erfahrungen ist das Verschütteln des Gases mit körpereigenen Blut entscheidend für die Wirksamkeit des Verfahrens.*"

„*Die Ozontherapie beeinflusst unter Anwendung eines Sauerstoff-Ozon-Gemisches die Stoffwechselregulation des Körpers.*"

„*Hauptanwendungsgebiete dieser Therapie sind: Blut-, Gefäßerkrankungen, Stoffwechselerkrankungen, Infektanfälligkeit, Hauterkrankungen, rheumatische Erkrankungen, Autoimmunerkrankungen und Krebserkrankungen.*"

„*Ozonzufuhr wirkt in Ihrem Körper durchblutungsfördernd, entzündungshemmend. Ihr gesundheitlicher Nutzen: Regelmäßige Ozonbehandlungen aktivieren Ihr Immunsystem und wirken revitalisierend. Ihre Lebensqualität und Vitalität wird durch die Stoffwechselumstellung verbessert.*"

Es wird behauptet, dass die Ozontherapie unter Anwendung eines „Sauerstoff-Ozon-Gemisches die Stoffwechselregulation des Körpers beeinflusst".

Als Hauptanwendungsgebiete für diese Therapie werden die verschiedensten Krankheiten angeführt wie Blut-, Gefäßerkrankungen und Durchblutungsstörungen, Stoffwechselerkrankungen, Krebsnachbehandlungen, Infektanfälligkeit, Hauterkrankungen, rheumatische Erkrankungen, Autoimmunerkrankungen.

Als besonderer Nutzen wird dabei oft hervorgestrichen, dass die Ozontherapie durchblutungsfördernd sei, Keime abtöte und entzündungshemmend wirke. Eine regelmäßige Behandlung würde zudem dazu führen, das Immunsystem zu aktivieren und eine revitalisierende Funktion zu haben. Durch eine Stoffwechselumstellung, die damit eingeleitet wird, würden sich, so vermuten die Anwender, die Vitalität und die Lebensqualität verbessern.

Sauerstoff als Gas wurde im Jahr 1774 vom Theologen und Gelehrten Josef Priestley entdeckt, der bald darauf erkannte, dass das Gas bei Inhalationen medizinisch wirksam sei. Viele Heilpraktiker, aber auch manche Ärzte, preisen auf ihrer Homepage die Wunder der von ihnen angebotenen Sauerstoff-Ozon-Therapie an. Dabei berufen sie sich in erster Linie auf Dr. William Koch und den zweifachen Medizin-Nobelpreisträger Otto Warburg.

Der Internist William Koch behauptete 1919, dass er ein Antitoxin – dem er die Bezeichnung Glyoxylide verpasste – entwickeln könne, dass in der Lage sei, „Sauerstoff im Gewebe zu binden und damit den Zellen zu ermöglichen, Toxine, die an der Krebsbildung beteiligt sind, zu eliminieren". Beweise für seine Behauptungen konnte er allerdings nie vorlegen. Otto Warburg glaubte fest an die Möglichkeit einer künftigen Krebsbekämpfung nach Identifikation der biochemischen Unterschiede zwischen normal wachsenden Zellen und unkontrolliert sich vermehrenden Krebszellen. Bis zu seinem Tod im Jahre 1970 sah Warburg die Krebsursache „in der minderwertigen Energie des anaeroben (sauerstoffarmen) Stoffwechsels". Der Physiker Manfred von Ardenne entwickelte ab 1969 die Sauerstoff-Mehrschritt-Therapie und eine Krebs-Mehrschritt-Behandlung.

Genau wie Koch und Warburg argumentieren bis heute Anhänger der Sauerstofftherapie. Sie behaupten, dass „Umwelttoxine den aeroben Metabolismus von normalen Zellen schädigen und zu einem minderwertigen, sauerstoffarmen Stoffwechsel führen, ein Vorgang, der letztlich die Krebsentstehung einleitet".

Befürworter dieser Theorie verabreichen ihren

Patienten bis heute entweder reinen Sauerstoff, in Form von Inhalationen – auch in Druckkammern –, Bädern, Trinkkuren und auch Infusionen, oder Ozon (beziehungsweise Wasserstoffperoxyd), vorwiegend als Injektionen, über Einläufe oder durch Rückinfusion von mit Sauerstoff oder Ozon vorbehandeltem Eigenblut der Patienten und von nicht wenigen Spitzensportlern.

Wahrheit, Irrtum oder Lüge?
- *„Die therapeutische Gabe von Ozon in Überdruckkammern oder durch Infusionen oder Injektionen ist ein wertvolles Mittel zur Behandlung vieler Beschwerden und Krankheiten."*
- *„Die Ozontherapie ist hilfreich bei der Behandlung von Durchblutungsstörungen, Asthma, Alzheimer, multipler Sklerose, Sehschwäche, Krampfleiden, Hochdruck, Hauterkrankungen, Krebs, Aids oder gewöhnlichen Erschöpfungszuständen."*
- *„Die Wirksamkeit dieser Methode ist längst wissenschaftlich bewiesen."*
- *„Die Sauerstoff-Ozon-Therapie ist frei von schweren Nebenwirkungen."*

Wie es wirklich ist
Die angeblich so sanfte Sauerstoff-Ozon-Therapie ist alles andere als harmlos. In den vergangenen Jahren wurde immer wieder oftmals gefährliche Nebenwirkungen beschrieben.[45]

Mögliche Nebenwirkungen der Sauerstoff-Ozon-Therapie sind: Kopfschmerz, Erbrechen, Sehstörungen, Atembeschwerden, Krämpfe, bakterielle und virale

Infektionen durch mangelnde Hygiene, Lungenschäden, Zersetzung von Blutzellen, Darmnekrosen nach Einläufen und tödliche Gasembolien durch Gerinnungsstörungen (Hirn- und Lungeninfarkte) nach Ozon-Eigenblutbehandlung. Nicht allgemein bekannt ist auch die Feuergefährlichkeit sauerstoffgefüllter Überdruckkammern. Weltweit wurden bisher achtzig Tote nach Explosionen in derartigen Kammern gezählt. Kaum eine dieser möglichen Gefahren teilen unseriöse Verfechter der Sauerstoff-Ozon-Therapie ihren Patienten mit.

Während die moderne Medizin nur einige wenige klare Indikationen zur Sauerstoff-Ozon-Therapie – wie etwa akute Notfälle oder COPD (Chronic Obstructive Pulmonary Disease = chronisch obstruktive Lungenerkrankung) – über Nasensonden oder Masken kennt, verabreichen Scheinmediziner in ihren Praxen ihren Patienten Sauerstoff und Ozon für fast alle nur denkbaren Beschwerden und Erkrankungen, bis hin zur Behandlung von Durchblutungsstörungen und in der Krebs- und Aids-Therapie.

Die Gefahren von Sauerstoff-Ozon-Behandlungen sind seit Langem klar dokumentiert, es existieren auch weltweit keine seriösen Studien, die eine Nützlichkeit der Sauerstoff-Ozon-Therapie bei den von alternativen Heilern am häufigsten behandelten Erkrankungen – und besonders bei Krebs – beweisen würden.

Der Bundesausschuss der Ärzte und Krankenkassen in Deutschland hat sich schon mehrmals, auch wegen mangelnder Wirksamkeit, gegen die Anwendung der Sauerstoff-Ozon-Therapie ausgesprochen.

Wer behauptet, dass man mit Sauerstoff-Ozon-Gaben Krankheiten heilen kann, sagt daher die Unwahrheit.

Frischzellentherapie – auf zur ewigen Jugend

Die deutsche „Zeitschrift für Rechtsmedizin" berichtete bereits im Jahr 1989 über einen sehr interessanten Fall[46]:
Eine 69-jährige Patientin wurde neun Jahre lang mit Frischzellen behandelt. Unmittelbar nach der letzten Injektion kollabierte die Patientin und verstarb drei Wochen später im Spital an einer rasch aufsteigenden Atemlähmung. Ein ähnliches Schicksal erlitt eine 76-jährige Frau, die jahrelang mit Frischzellen behandelt worden war. Nach der letzten Injektion trat eine lokale Schwellung am Injektionsort auf. Im Spital, in dem zunächst nur eine lokale Blutung vermutet wurde, verstarb die Patientin an einem Schock, ausgelöst durch eine bakterielle Infektion. In beiden Fällen wurden bei der Obduktion der Frauen schwere Veränderungen am peripheren Nervensystem im Sinne eines akuten Landry-Guillain-Barré-Syndroms festgestellt. Diese Erkrankung des Nervensystems, ausgelöst durch eine allergische Reaktion, ist eine der typischen Komplikationen nach Frischzellentherapien.

Die Frischzellentherapie ist eine immer noch gebräuchliche pseudomedizinische Behandlungsmethode, die vom Schweizer Arzt Paul Niehans (1882–1971) entwickelt wurde. Er ging davon aus, dass sich tierische Zellen, die unter anderem von (Schafs-)Föten stammen, im menschlichen Organismus eingliedern und imstande sind, beschädigte Zellen zu ersetzen. Optimistisch, wie man damals war, glaubte man sogar daran, dass es möglich sei, mit dieser Therapie das Altern zu besiegen. Im Handel waren und sind immer noch Extrakte aus Milz und Leber von Schafembryonen, Rinder- und Schweinsorganen, Rinder-Thymus-Extrakte und Kalbsblut erhältlich. Hirn- und Leberextrakte von diversen Tieren gelangten sogar in Lebensmittel, Kosmetika und Trinkampullen. Außerdem werden den Patienten auch Suspensionen von getrockneten oder tiefgefrorenen Extrakten injiziert.

Viele Prominente ließen sich, als die Gefahren dieser Therapie noch weitgehend unbekannt waren, mit Frischzellen behandeln, so zum Beispiel Conrad Adenhauer, Fritz Walter, Helmut Schön, Papst Pius XII. und Pablo Picasso.

Schon im Jahr 2000 boten zehn Sanatorien in Deutschland Frischzellenherapien an, wobei eine einwöchige Kur mehrere tausend Euro kosten kann. Auch zahlreiche „Heiler" bieten, wie ein Blick ins Internet zeigt, Frischzellenkuren in allen möglichen Varianten an.

Wirklichkeit, Irrtum oder Lügen?
– *„Frischzellen können alternde oder kranke Zellen ersetzen und die körpereigene Immunabwehr verbessern."*
– *„Frischzellentherapien verjüngen den menschlichen Organismus und erhöhen die Vitalität."*
– *„Frischzellentherapien sind harmlos und immer gut verträglich."*

Wie es wirklich ist
Die angeblich positiven Wirkungen von Frischzellen konnten in wissenschaftlichen Studien nie nachgewiesen werden. Nebenwirkungen sind hingegen häufig und manchmal sogar lebensbedrohend.

Neben mehr oder weniger harmlosen Lokalreaktionen am Injektionsort können auch schwere Nebenwirkungen auftreten wie etwa: Abszesse am Injektionsort, Sepsis, Autoimmun-Vaskulitis (Gefäßentzündungen), allergischer Schock und vor allem das gefürchtete Guillain-Barré-

Syndrom – eine Nervenkrankheit, die zu aufsteigender Lähmung, selbst Atemlähmung führen kann. Nicht auszuschließen ist auch die Übertragung von Tierseuchen wie BSE oder Tollwut auf den Menschen.

Trotz einer klaren Warnung der WHO vor der Frischzellentherapie und eines Verbots dieser Therapie im Jahr 1997 durch den damaligen Bundesgesundheitsminister Horst Seehofer werden immer noch ahnungslose Patienten mit dieser mehr als problematischen Therapie behandelt.

Osteopathie – ein Impuls, schneller als Licht

Als Kleinkind litt meine heute 12-jährige Enkelin Hannah an einer seltenen Form der Epilepsie. Sie stand daher unter Dauermedikation mit dem Ziel, die Anfallshäufigkeit durch Tablettengabe zu reduzieren. Meine Tochter, die begreiflicherweise neue Wege der Heilung suchte, besuchte auf Anraten einer Freundin die Praxis einer Osteopathin. Die freundliche Ärztin erklärte meiner Tochter, dass „ihr Entschluss, Hannah mithilfe der Osteopathie heilen zu lassen, durchaus vernünftig sei, denn Epilepsie kann durch Störungen des CRI [kranialer rhythmischer Impuls] ausgelöst werden", und dass „bei regelmäßiger osteopathischer Behandlung eine Heilung der Epilepsie möglich sei." Vertrauens- und hoffnungsvoll begab sich meine Tochter in die Obhut der Osteopathin und besuchte regelmäßig – und über viele Monate – ihre Praxis.

Bedauerlicherweise änderte aber die osteopathische Behandlung nichts am Schweregrad und der Anfallshäufigkeit der Epilepsie. Erst viel zu spät erkannte meine Tochter, dass eine promovierte Medizinerin ihr Märchen bezüglich Krankheitsursache und Heilung der Epilepsie aufgetischt hatte.

Der amerikanische Chirurg Andrew Stil, der im 19. Jahrhundert lebte, gilt als Vater der Osteopathie, die im 20. Jahrhundert durch den amerikanischen Chiropraktiker William Sutherland aufgegriffen und bekannt gemacht wurde. Sutherland ging davon aus, dass „der menschliche Körper aus drei Systemen besteht, die miteinander zusammenhängen, sich gegenseitig beeinflussen: dem kraniosakralen (Schädel-Kreuzbein-Wirbelsäule) System, dem Bewegungsapparat und der Wirbelsäule als Verbindungsstück".

Andrew Still glaubte, dass, „wenn alle Teile sich harmonisch miteinander bewegen und sämtliche Systeme ungestört funktionieren, der Organismus gesund sei; wenn aber die Beweglichkeit durch Verletzungen, Entzündungen oder Abnützung gestört ist, versucht zunächst der Körper, die Funktionsstörung auszugleichen". „Ist aber der Ausgleich mit der Zeit nicht mehr möglich, genügt schon ein kleiner physischer oder psychischer Einfluss, um starke pathologische Reaktionen, auch an entfernten Körperpartien, auszulösen."

Ein weiterer Glaubenssatz der heutigen Osteopathen, der auf Dr. W. Sutherland (1930) zurückgeht, lautet: „Innerhalb des Schädels und des Wirbelkanals existiert ein regelmäßiger Pumpmechanismus, dessen Energie im Schädel zentriert ist und der nicht von Atmung und Herzfunktion abhängt" und dass „Osteopathen diesen kranialen Impuls, der eine Frequenz von acht bis zwölf Zyklen pro Minute aufweist und ohne Zeitverzögerung (!) oder Amplitudenverlust die Peripherie erreicht, mit ihren bloßen Händen an verschiedenen kranialen Nahtstellen tasten können."

Osteopathen bezeichnen diesen Puls auch als „Lebensatem" und sehen in ihm „das ordnende Prinzip, welches die Funktionen von Körper und Geist im Gleichgewicht hält". Sie sagen: „Wo dieses Prinzip gestört ist, entstehen Krankheiten."

Ihre Schlussfolgerung: „Durch subtile Berührungen und Mobilisationsbewegungen der kraniosakralen Strukturen können Blockierungen – am ganzen Körper – gelöst werden", und „diese Befreiung fördert die Selbstheilungskraft des gesamten Organismus".

Wahrheit, Irrtum oder Lüge?

- „Der kraniale rhythmische Impuls, der ohne Zeitverzögerung die Peripherie erreicht, ist kein Mythos."
- „Osteopathen sind imstande, den CRI-Puls mit bloßen Fingern zu tasten."
- „Die Osteopathie hat günstige Wirkung auf diverse Beschwerden und Erkrankungen."
- „Es ist möglich, diverse Erkrankungen wie etwa Allergien, Migräne, Ohrensausen, Hyperaktivität von Kindern, hormonelle Störungen, Gleichgewichtsstörungen, unklare Schmerzen und vieles mehr mit dieser Therapieform zu heilen."

Wie es wirklich ist
Unabhängig davon, ob der von Sutherland angenommene CRI-Puls überhaupt existiert, erscheint es unwahrscheinlich, dass Heiler einen Puls-Rhythmus mit den Fingern tasten können, der bisher mit keinem Hightech-Instrument nachgewiesen werden konnte. Es gibt auch keine Beweise dafür, dass dieser (angeblich existierende) Puls die Gesundheit des Menschen beeinflusst und prägt. Würde der CRI-Puls – wie von Osteopathen behauptet – die Peripherie „ohne die geringste Zeitverzögerung erreichen", dann müssten all unsere modernen wissenschaftlichen Erkenntnisse überprüft und neu formuliert werden. Doch selbst einzelne Osteopathen räumen ein, dass die grundlegenden Erkenntnisse der Physiologie ein Modell verbieten, welches davon ausgeht, dass der CRI-Puls ohne Zeitverzögerung (also mit Überlichtgeschwindigkeit) und Amplitudenverlust die Peripherie erreicht.[47]

Es dürfte auch sehr unwahrscheinlich sein, dass beim Erwachsenen eine Beweglichkeit zwischen den

Schädelbasisknochen oder den Knochen im Kopfbereich (die Schädelnähte beginnen mit spätestens dreißig zu verknöchern) hergestellt werden kann.

Bis heute finden sich keine wissenschaftlichen Studien, welche die theoretischen Annahmen von Still und Sutherland beziehungsweise die therapeutische Wirksamkeit der Osteopathie beweisen würden. Die weitaus größte wissenschaftliche Arbeit in Bezug auf die Osteopathie stammt von der University of British Columbia (1999). Nach Durchsicht von 34 Studien kamen die Autoren zu folgendem Schluss: „Es existieren nur ungenügende wissenschaftliche Hinweise, die eine Empfehlung der osteopathischen Aktivität rechtfertigen würden."

Solange Osteopathen nicht in der Lage sind, wissenschaftliche Beweise für die Sinnhaftigkeit ihrer Therapie – bei Kindern und Erwachsenen – zu präsentieren, ist die skeptische Frage nach der Berechtigung derartiger Manipulationen am Patienten gerechtfertigt.

Skurrile Angstmacherei

Impfgegner – Machen Impfungen krank?

Manche muslimische Fundamentalisten sind davon überzeugt, dass Impfungen „böse" sind. In Nigeria, Afghanistan und Pakistan wurden Fatwas – islamische Rechtsgutachten durch religiöse Führer – gegen Polio- und Masern-Schutzimpfungen ausgesprochen. Das führte dazu, dass in vielen ehemals polio- und masernfreien Gebieten und auch in einigen Nachbarstaaten die äußerst gefährlichen Krankheiten wieder auftraten und viele Kinder an den Folgen der Erkrankungen starben.

Impfgegner, darunter auch viele Alternativmediziner – jeder vierte Homöopath ist laut einer englischen Untersuchung gegen Schutzimpfungen –, raten Erwachsenen und ihren Kindern, sich nicht impfen zu lassen. Selbst Masern- und Polioimpfungen sind für sie lediglich im Interesse der geldgierigen Pharmaindustrie.

Schutzimpfungen sind ihrer Meinung nach schädlich und wirkungslos und sie meinen, dass der Rückgang von Infektionskrankheiten nur an verbesserter Hygiene und ausgewogener Ernährung liegt.

Wirklichkeit, Irrtum oder Lügen?
- *„Impfstoffe verursachen diverse Erkrankungen, wie zum Beispiel multiple Sklerose."*

- „*Impfbegleitstoffe (Thiomersal oder Formaldehyd) sind für frühkindliche Entwicklungsstörungen (auch Autismus) verantwortlich.*"
- „*Impfungen erfolgen viel zu früh.*"
- „*Das Durchmachen einer natürlichen Infektion ist für die kindliche Entwicklung vorteilhaft.*"
- „*Impfungen verursachen Allergien und erhöhen die allgemeine Infektanfälligkeit.*"
- „*Es bestehen hohe Impfrisiken.*"

Wie es wirklich ist
Für die Behauptung, dass Impfungen Erkrankungen verursachen würden, existieren keinerlei Beweise, ganz im Gegenteil: In mehreren US-Studien konnte zum Beispiel gezeigt werden, dass die multiple Sklerose unter Geimpften seltener vorkommt als unter Ungeimpften.

Auch die Hypothese, dass Impfungen für frühkindliche Entwicklungsstörungen verantwortlich seien, entbehrt jeder wissenschaftlichen Grundlage. Dies überdies, da die meisten der verwendeten Impfstoffe schon lange ohne Thiomersal auskommen und Formaldehyd in geringen Mengen auch von körpereigenen Zellen im menschlichen Organismus gebildet und abgebaut wird.

Mütterliche Abwehrstoffe (Nestschutz) schützen Kinder nicht komplett. Bei manchen Erkrankungen wie Keuchhusten oder Diphtherie bildet das mütterliche Immunsystem keine schützenden Antikörper. Eine Mutter, die keine Antikörper gegen Masern oder Röteln hat, kann auch keine solchen auf das ungeborene Kind übertragen. Außerdem ist nach der Geburt der mütterliche Nestschutz – je nach Erreger – nur von kurzer Dauer. Kinder sind deshalb nur dann geschützt, wenn ihr eigenes Immunsystem – in Folge einer

Schutzimpfung – die schützenden Antikörper selbst produziert.

Manche gefährlichen Infektionskrankheiten sind zwar bei uns selten geworden, doch leider nicht verschwunden. Polio, Diphtherie und Masern sind in den ehemaligen Ostblockstaaten noch lange nicht ausgerottet und im Zeitalter des Massentourismus ein nicht zu unterschätzendes Risiko. Die konkrete Gefahr einer schweren Erkrankungskomplikation durch Masern ist immer noch viel höher als die „Gefahr" durch eine Schutzimpfung. Daher ist die Argumentation mit der „natürlichen" Infektion (= „gute Infektion"), die der kindliche Organismus „benötigt", mehr als fragwürdig.

Impfungen verursachen keine Allergien. Ganz im Gegenteil: Studien der Universität Helsinki zeigen eindrücklich, dass bei ungeimpften Kindern, die an Masern erkrankten, das Risiko für Allergien (und Asthma) um 67 Prozent höher war als bei gegen Masern Geimpfte. Auch eine Untersuchung der Universitätsklinik München kommt zu ähnlichen Schlüssen. Hier wurde die Zahl der Allergien in der ehemaligen DDR (wo eine Impfpflicht bestand) mit der Häufigkeit von Allergien in der Bundesrepublik verglichen. Das Ergebnis: Die Zahl der Allergien unter den DDR-Kindern war deutlich geringer als bei den (weniger oft geimpften) Kindern in Westdeutschland. Erst nach der Wiedervereinigung kam es allmählich zu einer Angleichung der beiden Zahlen. Die Erklärung dieses Phänomens ist einfach: In Luxus aufgewachsene Kinder haben viel zu wenig Kontakt mit Allergenen (allergieauslösenden Substanzen), ihr Immunsystem wird deswegen nicht genügend stimuliert. Impfungen stimulieren hingegen das Immunsystem positiv. Nutritive Faktoren (was gegessen wird) allein können diese unterschiedliche Entwicklung nicht erklären. Im Übrigen schwächen schwere Erkrankungen (wie Diphtherie und Keuchhusten) das Immunsystem und machen Kinder für nachfolgende Infekte sehr viel anfälliger.

Es kann nicht bestritten werden, dass Impfungen selbst heute noch (wie jede andere Verabreichung von Arzneimitteln) unerwünschte Nebenwirkungen auslösen können. Die schlimmsten Nebenwirkungen gab es 1930 in Deutschland bei Tuberkulose-Impfungen und mit der Polio-Schluckimpfung nach Sabin um 1960 in den USA und Ende der Achtzigerjahre in England bei Masernimpfungen. Doch verbesserte Impfstoffe und strenge Nutzen-Risiko-Abwägungen (Impfempfehlungen werden nur dann ausgesprochen, wenn die bekannte Komplikationsrate einer Erkrankung deutlich höher liegt als die Wahrscheinlichkeit einer möglichen Impfschädigung) haben die Situation entscheidend verbessert.

Bei Masern zum Beispiel ist die Wahrscheinlichkeit einer schweren Komplikation infolge der Erkrankung – wie zum Beispiel einer Hirnhautentzündung, die bei einem Kind unter 2000 Erkrankten vorkommt – fünfhundert mal höher als die Komplikationsrate nach einer Impfung (eins zu einer Million). Gleiches gilt für die Polioschutzimpfung. Schwerwiegende Impfkomplikationen (wie etwa die Impf-Poliomyelitis nach Verabreichung eines Lebendimpfstoffes) sind extrem selten, sie dürfen keinesfalls mit den manchmal nach einer Impfung auftretenden Reaktionen (Schwellung, Rötung, kurz andauerndes Fieber) verwechselt werden.

Während in den USA, Finnland und Schweden Masern heute fast völlig unbekannt sind, sehen wir in Mitteleuropa – dank Impfmüdigkeit und Verunsicherung seitens der Impfgegner – immer wieder lokale Ausbrüche dieser gefährlichen Erkrankung. So erkrankten in Deutschland im Jahr 2011 1.609 Kinder an Masern, wobei der größte Ausbruch – 194 Fälle – in Baden-Württemberg im Zusammenhang mit einer anthroposophisch ausgerichteten Schule stattfand.

Die Erfolge vorbeugender Impfungen gegen gefährliche Infektionskrankheiten können als große Errungenschaft der modernen Medizin anerkannt werden. Doch wenn die oftmals durch Impfgegner verunsicherte Bevölkerung eines Landes nicht konsequent durchgeimpft wird, kommt es periodisch zu kleinen und größeren Epidemien.

Wer heute die Menschen in Bezug auf Schutzimpfungen verunsichert und sie bewusst oder unbewusst in die Irre führt, handelt unverantwortlich und sollte – auch von Ärztekammern – zur Rechenschaft gezogen werden.

Die Hefefalle – Wie schädlich sind Hefepilze?

Der Fall eines achtjährigen Mädchens, das in Begleitung seiner Mutter wegen einer langjährigen und heftig juckenden Hautveränderung unsere dermatologische Ambulanz im Krankenhaus aufsuchte, wird mir stets in Erinnerung bleiben.

Bei der Erstinspektion zeigte das kleine Mädchen die typischen Symptome einer Neurodermitis, einer bei Kindern häufigen Hauterkrankung, die im Allgemeinen mit geeigneter Therapie rasch unter Kontrolle gebracht werden kann und die mit der Pubertät fast immer von selbst verschwindet. Die Mutter, die der Schulmedizin misstrauisch und skeptisch gegenüberstand, lehnte zunächst jede schulmedizinische Behandlung ab und besuchte in regelmäßigen Abständen diverse alternative Heiler. Nachdem weder Bioresonanz noch Kinesiologie oder Homöopathie dem Mädchen Erleichterung verschafft hatten, beschloss die Mutter, eine alternativmedizinische „Hefespezialistin" zu konsultieren. Die Heilerin diagnostizierte mit einem Blick einen „Hefepilzbefall des Darmes" und versprach rasche Heilung bei Befolgung ihrer Anweisungen. Dem Kind wurde eine strenge Antipilzdiät verschrieben. Ab sofort waren Zucker, Obst, Milchprodukte und Bäckerhefe verboten. Gleichzeitig verordnete die Heilerin das Homöopathikum Albicansan-D6 und Darmeinläufe. Die Diätvorschriften wurden zwar über Monate durchgehalten, doch sowohl der Haut- als auch der Allgemeinzustand des Kindes verschlechterten sich kontinuierlich. Ganz besonders wurde das Mädchen durch den mit der Hauterkrankung verbundenen Juckreiz gequält. Sie konnte nachts kaum noch schlafen und infizierte Kratzspuren am ganzen Körper waren nicht zu übersehen. Erst als der Vater des Kindes darauf drängte, einen Facharzt für Hauterkrankungen aufzusuchen, gab die Mutter nach und suchte unsere Hautambulanz auf.

Im Rahmen einer allgemeinen Durchuntersuchung konnten keine pathologischen Veränderungen, auch keine Anzeichen einer Pilzinfektion festgestellt werden. Doch ein Allergietest zeigte eine deutliche Überempfindlichkeit auf Soja, Äpfel und Nüsse. Die nun eingeleitete schulmedizinische Therapie in Verbindung mit geeigneten Hautpflegemaßnahmen und dem Meiden der Allergene brachte eine schnelle Linderung. Mit dem Erreichen der Pubertät verschwand die Neurodermitis komplett, ein Umstand, den die Mutter noch Jahre danach unbeirrt auf die „Auskurierung" der „latenten Hefepilzinfektion" ihrer Tochter durch die „Heilerin" zurückführte.

Seit einigen Jahren hört man immer wieder von Heilern und alternativ tätigen Ärzten, die behaupten, dass diverse Beschwerden und Erkrankungen – wie zum Beispiel Müdigkeit, Durchfall, Verstopfung, Blähungen, Körpergeruch, Kurzatmigkeit, Gelenksschmerzen, Autismus, Schizophrenie und Depression – auf unerkannten und symptomlosen Hefebefall zurückgeführt werden müssen. Ähnliche Ansichten wurden bereits in den 1980er-Jahren in den USA als „Candidiasis hypersensitivity syndrome" (Candida Überempfindlichkeitssyndrom) oder „The yeast connection" („Hefeverbindung") publiziert, und schon 1986 hat das dazu Executive Committee of the American Academy of Allegy and Immunology eine ablehnende Stellungnahme veröffentlicht und den Schluss gezogen, dass ein solches Syndrom spekulativ und unbewiesen ist.

Wahrheit, Irrtum oder Lüge?

- „Unerkannte, symptomlose Hefeinfektionen sind häufig die wahren Auslöser diverser Beschwerden und Erkrankungen."
- „Hefenachweis – zum Beispiel im Stuhl – ist stets ein Hinweis auf ein gestörtes Immunsystem."
- „Ein Hefenachweis erfordert immer die Elimination dieser gefährlichen Keime und eine Spezialdiät."

Wie es wirklich ist

In geringer Zahl – und das ist nicht allgemein bekannt – besiedeln Hefepilze die Schleimhäute und auch den Darm von bis zu 90 Prozent aller Gesunden. Man kann sogar davon ausgehen, dass sie dort auch eine positive Bedeutung haben, indem sie beispielsweise das Immunsystem stimulieren.

Unter Candidose versteht man eine Infektionskrankheit die durch Hefe – meist Candida albicans – verursacht wird, wobei am häufigsten Haut, Nägel, Schleimhäute und Darm befallen werden. Betroffen sind vorwiegend Menschen mit Stoffwechselstörungen wie etwa Diabetes, Schilddrüsen-Unterfunktion, gestörtem Immunsystem (vor allem Krebs- und Aids-Patienten) und Kranke, die über längere Zeiträume bestimmte Medikamente (Antibiotika, Kortison, Zytostatika) einnehmen müssen oder sich einer Strahlentherapie unterziehen. Lokal begünstigende Faktoren sind: chronische Hautdurchfeuchtung, Zahnprothesen, bestimmte Hauterkrankungen und Kunststoffkatheter.

Ein nachgewiesener Hefepilz – etwa im Stuhl – ist daher zunächst kein beängstigender Befund und sicherlich kein Grund zu einer radikalen „Eliminationsdiät". Ein Zusammenhang zwischen asymptomatischen Hefevorkommen im Darm und diversen Erkrankungen konnte wissenschaftlich nie nachgewiesen werden. Ganz im Gegenteil: 1990 führten Dismukes und seine Mitarbeiter eine randomisierte Doppelblindstudie durch, um den Effekt von Nystatin – ein Hauptpräparat zur Bekämpfung von Hefeinfektionen – beim sogenannten „Candida-Überempfindlichkeitssyndrom" zu untersuchen,[48] um hier die Wirkung von Nystatin im Vergleich zum Placebo zu prüfen. Sowohl Nystatin als auch das Placebo – oral eingenommen oder in die Scheide eingeführt – zeigten in Bezug auf die abnehmenden psychischen oder körperlichen Patientenbeschwerden eine völlig gleiche (positive) Wirksamkeit. Die Autoren der Studie zogen konsequenterweise den logischen Schluss, dass eine Langzeittherapie mit Nystatin zur „Darmentgiftung" in solchen Fällen sinnlos und problematisch ist.

Empfehlungen für überzogene „Diäten" wie etwa das Meiden der meisten Obst- und Brotsorten, Milch, Tee und jeder Form von Zucker und „Giftausleitungen" sind daher zur Behandlung von nicht eindeutig bewiesenen, also angeblichen „hefebedingten Beschwerden klar abzulehnen.

Was bleibt ist eine sinnvolle Aufklärung der Öffentlichkeit in Bezug auf gesunde, ausgewogene Ernährung und sportlicher Betätigung, wie sie jeder Mediziner mehr oder weniger klar ausspricht, und die allgemeine Empfehlung an Patienten, die von Ärzten verordneten Antibiotika und Cortisonpräparate – die ja nicht aus Jux und Tollerei gegeben werden – genau nach Vorschrift, richtig dosiert und nicht länger oder kürzer als verordnet einzunehmen.

Irisdiagnostik: Schau mir in die Augen ...

Die Erstbeschreibung einer Diagnosestellung aufgrund von Irisveränderungen stammt von Philippus Meyen aus dem Jahr 1670. Diese Methode griff Ende des 19. Jahrhunderts der ungarische Homöopath Ignaz von Peczely (1822–1911) auf, der – wie überliefert wird – als Kind eine Eule mit einem gebrochenen Bein gefangen hatte und dabei einen schwarzen Strich im Auge des Vogels beobachtet haben soll. Im Jahre 1881 veröffentlichte er ein Lehrbuch zur Augendiagnose von Organerkrankungen aus Farb- und Formveränderungen in der Regenbogenhaut des Menschen. Weitere Pioniere der Irisdiagnostik waren der Pastor Emanuel Felke (1856–1926) und mehrere deutsche Ärzte, die ursprüngliche Vorstellungen ergänzten und unterschiedliche Schulen errichteten.

Irisdiagnostiker (Iridologen) sehen das Auge als „Spiegel der Seele und des ganzen Körpers". Sie teilen die von ihnen mit einer Lupe betrachtete oder fotografierte Iris in Segmente ein (diese Einteilung ist aber – je nach „Diagnoseschule" – nicht einheitlich). Sie glauben daran, dass von allen Teilen des Körpers, auch von jedem Organ, direkte Nervenverbindungen zur Iris bestehen, wobei die rechte Körperhälfte in der rechten Iris erkennbar ist, die linke im linken Auge. Daher soll es möglich sein, anhand von Veränderungen am Auge Erkrankungen diagnostizieren zu können. So sollen sich beispielsweise Gallenwegserkrankungen in der rechten Iris, etwa in der Position „Viertel vor acht", zeigen.

Wahrheit, Irrtum oder Lüge?
- *„Die Iris kann als Spiegel des Körpers gesehen werden."*
- *„Durch Betrachtung der Iris können Krankheiten oder Organschwächen diagnostiziert werden."*

– *„Irisdiagnostiker haben die Richtigkeit ihrer Behauptungen mehrfach unter Beweis gestellt."*

Wie es wirklich ist

Schon 1961 konnte der Anatom Johannes Rohen von der Universität Erlangen beweisen, dass es keine Nervenbahnen gibt, die den ganzen Körper mit der Iris verbinden. Auch die Behauptung der Iridologen, „die rechte Körperhälfte projiziere sich auf die rechte Iris", geht von falschen Voraussetzungen aus, weil sich die Nervenbahnen des Rückenmarkes nach dem Eintritt ins Gehirn überschneiden.

Doch viel entscheidender als jede Theorie sind praktische Beobachtungen am Patienten. Immer wieder wurden bekannte Iridologen ersucht, ihre Künste – unter kontrollierten Bedingungen – direkt am Patienten zu beweisen. Im Jahre 1979 untersuchten drei bekannte US-Iridologen (unter anderem Bernard Jensen) 143 gesunde und nachweislich kranke Versuchspersonen in Bezug auf Nierenschäden. Die Trefferquote erwies sich absolut katastrophal (ein Beispiel: Trefferquote: 3 richtige Diagnosen in 68 überprüften Fällen).[49] Ähnlich enttäuschende Ergebnisse lieferten weitere Untersuchungen unter Beteiligung von bekannten australischen und niederländischen Iridologen[50].

Unterschiedliche Farbflecken an der Iris sind ganz normale Variationen der gesunden Iris und niemals Ausdruck von irgendwelchen Erkrankungen.

Medizinische Diagnosen mittels Irisdiagnostik sind daher etwa so zuverlässig wie die Aussagen des Orakels von Delphi.

Schauen Sie also lieber Ihrem Mann oder Ihrer Frau tief in die Augen und gewähren Sie dem Augenarzt Ihres Vertrauens und auch dem Optiker einen Blick in die Iris, halten Sie sich jedoch fern von all jenen, die behaupten, Ihren Gesundheitszustand aus Ihrem Blick ablesen zu können!

Teufelszeug Amalgam?

Dr. Hans-Werner Bertelsen ist ein kritischer Zahnmediziner aus Bermen. In jüngeren Jahren war er Mitarbeiter in einer zahnmedizinischen Ordination, die sich auf die „ganzheitliche" Form der Abzocke spezialisierte. In seinem Erfahrungsbericht aus dieser Zeit – nachzulesen unter: „Die Praxis der Alternativmedizin: Ein Insider berichtet" – erfahren wir unter anderem folgende Begebenheiten:

Eine 65-jährige Patientin suchte wegen Mundbrennen und Mundtrockenheit – ein häufiges Problem bei älteren Menschen – die Praxis auf. Sie war der Meinung, dass ihre herausnehmbare Modelgussprothesen – solche Prothesen bestehen häufig aus einer Chrom-Kobalt-Molibdän-Legierung, seltener aus Titan oder Nylon – für ihre Beschwerden verantwortlich waren. Nach erfolgter „Austestung" mit einem Bioresonanz-Gerät wurde der Patienten eine neue, hochgoldhaltige, daher auch sehr teure Zahnprothese verordnet. Doch die Legierung erwies sich als viel zu weich, sie war der Kaubelastung nicht gewachsen. Sie war deshalb unbrauchbar. Die Frau musste zum Wiedergeradebiegen täglich in die Praxis. Diese wurde auch häufig von Patienten aufgesucht, bei denen ein Entzündungsherd vermutet wurde. Viele der Patienten waren, altersbedingt, zahnlos. Nach diversen pseudomedizinischen Austestungen erhielten viele von ihnen die in der Schulmedizin nicht bekannte Diagnose „Restostitis" und eine Empfehlung, sich den Kieferknochen großflächig abfräsen zu lassen. Auf den Einwand von Dr. Bertelsen, dass sich doch röntgenologisch keinerlei Auffälligkeiten nachweisen lassen, wurde ihm entgegnet, dass er in der Diagnostik einer Restostitis nicht versiert genug sei. Die Diagnose „Restostitis" nennt Bertelsen eine sogenannte „Geldschein-Diagnose". Bertelsen beschreibt auch mit drastischen Worten, wie sehr verzweifelte Tumorpatienten, die auf Wunderheilungen hoffen, in dieser Praxis dazu gedrängt wurden, sich alle Zahnfüllungen, Kronen oder Brücken austauschen zu lassen. In dieser Praxis wurden auch Kinder, die unter schweren Krankheiten litten, mit kostenpflichtiger Ohrakupunktur behandelt.

Amalgam ist eine Legierung verschiedener Metalle, ein Zahnfüllmaterial bestehend aus Silber, Zinn, Zink, Kupfer und Quecksilber – je nach Qualität zwischen drei und fünfzig Prozent. Die ewige Diskussion über die „Schädlichkeit" oder „Unschädlichkeit" von Amalgam in Zähnen von rund 75 Prozent aller Mitteleuropäer ist bis heute nicht eindeutig entschieden, trotzdem wurde in Schweden, Norwegen und Russland ein Amalgamverbot erlassen.

Viele alternativ tätige Zahnärzte und Naturheiler sind davon überzeugt, dass Amalgam gefährlich ist, schleunigst aus dem Mund entfernt und durch andere Füllmaterialien – gemeint sind Edelmetall-Legierungen oder Porzellanfüllungen – ersetzt werden sollten. Doch nach Ansicht der meisten Zahnärzte existiert bis heute kaum ein Füllmaterial, das ein ähnlich breites Anwendungsspektrum aufweist und gleichzeitig nur ganz selten Lokalreaktionen oder Allergien auslöst wie Amalgam.

Wahrheit, Irrtum oder Lüge?
- *„Amalgam in Zahnfüllungen führt zu diversen, auch schweren Unpässlichkeiten, wie beispielsweise: Depression, Kinderlosigkeit oder Magen-Darm-Störungen."*
- *„Die Schädlichkeit von Amalgam ist hinlänglich bewiesen."*
- *„Entfernen aller Amalgamfüllungen ist gut für die Gesundheit."*

Wie es wirklich ist

Da Quecksilber überall in der freien Natur – auch in einer weitgehend gesunden Umwelt – vorkommt, können Spuren davon bei allen Lebewesen in einer durchschnittlichen Dosis von fünf bis zehn Mikrogramm im Liter Harn nachgewiesen werden. Bei beruflich belasteten Menschen wie zum Beispiel Zahnärzten ist es geringfügig mehr. Trotzdem ist unbestreitbar, dass Amalgamfüllungen einen, wenn auch nur geringen, Einfluss auf diese Werte ausüben. Tatsache ist aber auch, dass allein durch das Essen eines einzigen Apfels eine Menge von Schwermetallen aufgenommen wird, wie sie von sieben Amalgamfüllungen täglich abgegeben wird.

Der Nachweis von Amalgam in Blut und Harn ist einfach, und die Messergebnisse sind – im Gegensatz zu von manchen „Heilern" angebotenen Diagnoseverfahren wie etwa Elektroakupunktur oder Haaranalyse – zuverlässig.

Haaranalysen eignen sich zwar zum Auffinden von Substanzen, die nicht überall in freier Natur vorkommen, nicht aber zur Feststellung des Ernährungs- oder Gesundheitszustands von Patienten. Der Grund ist einfach: Es existiert weltweit keine allgemein gültige Standardisierung zur Bestimmung vieler Substanzen in den Haaren, wodurch Befunde nicht miteinander verglichen werden können. Die Standardisierung ist auch deswegen nicht möglich, weil alles, was gegessen oder eingeatmet wird oder womit man in Kontakt kommt, auch im Haar nachweisbar ist. Shampoos, Bleichmittel und Farben enthalten unter anderem Mineralien und Schwermetalle, und ihre Aufnahme hängt vom Alter, vom Haardurchmesser, von der Haarwuchsgeschwindigkeit, der Haarfarbe und der Jahreszeit ab. Die Haare, die nur langsam wachsen (rund einen Zentimeter im Monat), reflektieren daher nicht eindeutig den „Ernährungszustand", und daher ist es nicht zulässig, „Ernährungsdefizite" oder

„übermäßige Körperbelastung mit Quecksilber" aufgrund von Haaranalysen zu ziehen.

Überprüfungen von Privatlabors, die derartige Untersuchungen durchführen und sogar „Therapieempfehlungen" aussprechen, zeigen, dass hier größte Vorsicht geboten ist. Ein Beispiel für viele: Die Einsendung von identischen Haaren einer einzigen Versuchsperson an sechs führende amerikanische Labors ergab völlig widersprüchliche Ergebnisse und unterschiedliche Interpretationen.[51]

Inwieweit Quecksilber aus Zahnfüllungen wirklich gesundheitsschädlich wirkt, ist bis heute nicht bewiesen. In den letzten Jahrzehnten wurden diesbezüglich bereits viele Untersuchungen durchgeführt. Zur Untersuchung gelangten vorwiegend Menschen, die subjektiv empfundene Beschwerden im Hinblick auf Amalgam angaben. Bei ihnen wurde die Zahl der Amalgamfüllungen gezählt, die Quecksilberkonzentration bestimmt und mit den Daten von sich gesund fühlenden Personen verglichen. Im Endeffekt konnten bisher keine eindeutigen Zusammenhänge zwischen bestimmten Erkrankungen – wie etwa Alzheimer, multiple Sklerose, Nierenerkrankungen oder Depression – und der Anzahl der Amalgamfüllungen festgestellt werden. Anhand von 6.744 Patienten konnte in Deutschland gezeigt werden, dass die Personen, die eine „Amalgamsanierung" hinter sich hatten, insgesamt nicht weniger Beschwerden hatten als Patienten vor der Sanierung.[52] Bei derartigen Untersuchungen zeigte sich auch, dass die Lebenserwartung oder Krankheitsanfälligkeit von stark quecksilberbelasteten Berufsgruppen (Zahnärzte und ihr Personal) sich nicht von weit weniger Belasteten unterscheidet.

Selbst Untersuchungen zur Quecksilberfreisetzung aus Amalgamfüllungen beim Zähneputzen ergaben keine Hinweise auf eine toxikologisch relevante Mehrbelastung durch intensives Zähneputzen. Es konnte auch keine

Relation zwischen angegebenen elektrogalvanischen Phänomenen beziehungsweise oralen Beschwerden und den Quecksilberkonzentrationen in den Körperflüssigkeiten festgestellt werden.

Von Amalgamgegnern werden allerdings andere Untersuchungsergebnisse zitiert, so zum Beispiel eine Untersuchung von G. Drasch, der bei bereits Verstorbenen erhöhte Quecksilberkonzentrationen in Organen in Abhängigkeit von der Zahl der Amalgamfüllungen fand. Eine Studie, die allerdings von eigenen Fachkollegen mit vernichtender Kritik bewertet wurde (Umweltbundesamt Berlin: „Speicheltest ist nicht zur Quantifizierung der Quecksilberaufnahme durch Amalgamfüllungen geeignet").

Auch die Stellungnahmen der WHO und die des Weltverbands der Zahnärzte von 2010 zu Amalgam besagen nichts anderes. Sie kommen zum Schluss, dass bisher weltweit keine kontrollierten Studien vorliegen, die auf die Entstehung systemischer Nebenwirkungen durch Amalgam hinweisen würden. Dass hier eine „Weltverschwörung" aller Zahnmediziner vorliegt, ist nicht sehr wahrscheinlich!

Als Schlussfolgerung kann gesagt werden, dass Misstrauen gegenüber Empfehlungen von alternativen Zahnmedizinern oder Heilern geboten ist, die Ihnen einreden wollen, dass sie aus einer Haaranalyse oder mittels spezieller Testungen (Elektroakupunktur nach Voll, Bioresonanz, Kinesiologie) eine gesundheitliche Gefährdung Ihrer Gesundheit erkennen können. Lehnen Sie auch Vitamin- oder Mineralkuren, die aufgrund von derartigen Analysen verordnet werden, ab. Überlegen Sie es sich außerdem gut, ob das Herausreißen all Ihrer Amalgamplomben und deren Ersatz durch teure alternative Füllmittel wirklich notwendig und sinnvoll ist.

Teil III

Nachwort und Anhang

Etikettenschwindel integrative Medizin?

Dr. Edmund Berndt

Gedanken eines kritischen Apothekers

Kann ein modernes Gesundheitswesen seine Aufgaben erfüllen, wenn seine Medizin und seine Pharmazie mit Esoterik überfrachtet werden und sich Aufklärungsfeindlichkeit breitmacht?

Wenn jemand seinen Nachbarn eines schweren Verbrechens beschuldigt und als Beweis nur das Ausschlagen eines Pendels anführt oder jemand seine Schrebergartennachbarin gerichtlich anzeigt, weil diese sein Salatbeet verhext, so wird die Staatsanwaltschaft sicher nicht aktiv, weil das Aberglaube und Humbug ist. Es wird zu keinem Verfahren kommen.

Wenn jemand behauptet, es hätten ihm irgendwelche homöopathischen Hochpotenzen ursächlich geschadet, wird er vor Gericht kein Gehör finden, weil es keinem Sachverständigen gelingen kann, darüber einen wissenschaftlich fundierten Beweis zu erbringen. Die Behauptung einer Wirkung ist unhaltbar. Es gibt daher keinen Pharmakologen, der dieser Verordnung eine pharmakologische oder gar toxische Wirkung bescheinigt. In naturwissenschaftlichem Sinn handelt es sich um Humbug. Es ist ausjudiziert, dass als Sachverständiger zur Beurteilung einer Arzneiwirkung nur ein Pharmakologe zugelassen ist.

Wer wollte sich ernsthaft für gerichtlich beeidete Sachverständige starkmachen, die unwissenschaftliche, also wissenschaftlich nicht haltbare Beweise zulassen? Wohin führt es, wenn erwiesenermaßen erprobte Naturgesetze vor Gericht nicht mehr gültig sind und an deren Stelle vollkommen beliebige und widersprüchliche Eingebungen und Assoziationen als Beweise angenommen werden dürfen und gelten? Niemand, dem diese Sachlage klar ist, kann das wollen!

Erst der Durchbruch von Aufklärung, die auf einem naturwissenschaftlich-kausalen Sachverständnis beruht, hat die Hexerei beendet und den Weg in unsere Zivilisation geebnet. Die Aufklärung ist der Boden unserer modernen Zivilisation und der Demokratie, wie wir sie heute verstehen. Heute erklären nicht mehr religiöse Mythen, sondern die Naturwissenschaften den Lauf der Dinge und das Leben auf der Erde. Das ist aber noch nicht lange her, denn die letzten Hexenverbrennungen fanden noch Mitte des 18. Jahrhunderts statt und erst Mitte des letzten Jahrhunderts verzichteten die letzten namhaften Monarchen auf die Behauptung ihrer göttlichen Abstammung.

In der Pseudowissenschaft und in weiten Bereichen alternativer, komplementärer und ganzheitlicher Medizin werden naturwissenschaftliche Erkenntnisse nur nach Belieben akzeptiert. Wasserbeleber, Heilpraktiker und Wunderheiler überfordern ihre Klientel nie mit komplizierten Erklärungen, sondern bieten einfache Lösungen ohne „wenn" und „aber" an. Ob es um die Eigenschaften von Wasser oder um Leben und Krankheit geht, ist egal. Beides wird mit verfälschten und undefinierten Begriffen verkürzt und scheinbar schlüssig erklärt. So wird zum Beispiel in der alternativen, komplementären und ganzheitlichen Heilszene mit der Quantentheorie Reklame gemacht. Diese Theorie ist ein treffliches, modernes Beispiel dafür, wie eine Theorie missbraucht werden kann. Die Laien werden mit Pseudoerklärungen und Anwendungsberichten beeindruckt.

Mit der Quantentheorie werden in der Teilchenphysik Vorgänge auf atomarer bzw. subatomarer Ebene beschrieben. Aber nur dort und sonst nirgends sind die Theorien der Quantenphysik, ihre Rechenmodelle etc. zur Beschreibung zulässig und gedacht. Mit Quanten im Alltagsleben oder gar in der Medizin zu argumentieren ist pseudowissenschaftliches Geschwafel, das nichts beweist, aber als Blabla zum Geschäftemachen taugt es allemal.

Doch damit nicht genug. Allen Erkenntnissen zum Trotz boomen abstruse Erklärungen aus nah und fern, die als altes Wissen deklariert werden. Für die Entstehung und den Ablauf des Lebens und der Krankheiten werden Störungen, Blockaden usw. spiritueller Lebenskräfte oder des göttlichen Chi, das aus dem Himmel kommend über den Samen des chinesischen Gottkaisers entlang der Meridiane in seine Untertanen fließt, als erwiesen kolportiert. Nach wie vor werden Leid und Krankheit als vom Himmel auferlegte Prüfungen und Strafsanktionen gesehen.

Oh heilige Bioinformation, voll der Schwingung, bitte für uns!

Die postmoderne pseudowissenschaftliche Bioromantik, voller Schwingung, die den Bildungshintergrund alternativer, komplementärer und ganzheitlicher Medizin abgibt, hat religiös-transzendente Hypothesen in heilige, allmächtige Bioinformation umgewandelt. Heute heilen nicht Rosenkranzperlen und Weihwasser, sondern Globuli und Granderwasser, weil daran geglaubt wird! Mit pseudowissenschaftlichen Argumenten wird das Unwahrscheinliche logisch gemacht und charismatische Scharlatane – heute Gurus oder Wunderheiler genannt – verkünden das neue Heil. Wunder passieren immer nur dort, wo sie erwartet werden. Eine neue Bioreligiosität jenseits von jeder Realität und abgesicherten naturwissenschaftlichen Erkenntnissen hat sich breitgemacht. Viele Menschen nehmen archaische, vor- und unwissenschaftliche Erklärungen von Krankheit und Leben so ernst, wie zum Beispiel die Kreatonisten die biblische Schöpfungsgeschichte für tatsächlich halten. Die moderne Naturwissenschaft ist in ihren Augen grob falsch. Sie verlangen zumindest die Gleichbehandlung ihrer Meinung, dass ein Gott die Welt in sieben Tagen erschaffen habe, mit der Evolutionstheorie und wollen die biblische Schöpfungsgeschichte als Theorie auch im Biologieunterricht integriert wissen.

Auch die Anhänger von alternativen, komplementären und ganzheitlichen Heillehren und Modeströmungen streben unter Berufung auf Demokratie und Meinungsfreiheit nach Gleichberechtigung und verlangen immer vehementer die Integration. Es wird nicht ernsthaft debattiert, welche unhaltbaren Inhalte, welche abstrusen Vorstellungen und so weiter in eine auf naturwissenschaftliche Erkenntnisse bauende Medizin integriert werden sollen. Bis heute gibt es zum Beispiel keinerlei greifbare Hinweise für die Existenz von Meridianen, obwohl mit diesen die Wirkung der TCM erklärt wird. Es existieren keine aussagekräftigen Studien zur Wirksamkeit der Homöopathie und auch der Basislehrsatz, „Gleiches mit Gleichem" heilen zu können, ist nach allem, was heute als bekanntes und gesichertes Wissen gilt, absolut unhaltbarer Nonsens. Dennoch aber soll die Lehre von den Meridianen und der Homöopathie gleichwertig und notwendiger Bestandteil der Medizin sein.

Das Qualitätskriterium für Anerkennung ist die offensichtliche Beliebtheit, mehr nicht. Man liest und hört ja ununterbrochen, dass die „Schulmedizin" mit ihren vielen Nebenwirkungen nur beschränkt wirksam ist. Vor diesem Hintergrund kommt keine Diskussion über die tatsächliche Unwirksamkeit von Scheinmedizin auf. Wer die mit „Schul-

Medizin" abwertend benannte Medizin kritisiert, darf sich des Beifalls sicher sein. In jeder einschlägigen Diskussion haben die Anhänger alternativer, komplementärer und ganzheitlicher Medizin stets und sofort böse Profitgier als Standardargument gegen klassische Pharmazie und Medizin parat. Die alternative, komplementäre und ganzheitliche Medizin genießt ein positives Non-Profit-Image, eine gute Ergänzung zu den Standardattributen „sanft" und „nebenwirkungsfrei". Mütter, die ihre Kinder ohne Homöopathie großziehen und ihnen keine Halskettchen aus Bernstein zum Zahnen umhängen, sind heute Außenseiterinnen.

Patientenschutz im Gegensatz zu Biologie und Naturwissenschaft?
Die Widersprüche zu gesicherten naturwissenschaftlichen und medizinischen Erkenntnissen werden auf Integrationsveranstaltungen und Fortbildungsseminaren nicht angesprochen. Das Ziel ist klar. Keine klassische Behandlung ohne alternatives, komplementäres und ganzheitliches Beiwerk. Nicht die Nachweisbarkeit einer postulierten Wirkung soll Basis für die Zulässigkeit und für das „lege arte" von Therapien und Mitteln sein, sondern die von interessierter Seite erweckten objektiv unhaltbaren subjektiven Wunschvorstellungen der Patientinnen und Patienten.

Mit dem Ausrufen des mündigen Patienten, der eigenverantwortlich handelt, dem aber als Laien die dazu notwendigen Voraussetzungen fehlen, dies zu durchschauen, entledigt man sich elegant jeder moralischen und ethischen Verantwortung. Der Geldbeutel des mündigen Patienten darf von jedem Wundermittelhersteller und Wundertherapeuten geplündert werden, und die Apotheke hilft beratend mit. Die

Webseiten vieler Apotheken und Ärzte konterkarieren jede seriöse Ausbildung. Jede Auszeichnung eines Voodoo-Wissenschaftlers, jede Sortimentserweiterung um fragwürdige Produkte, jede diesbezügliche Tagung und Fortbildung ist auch eine Qualitätsbekundung für paramedizinischen Nonsens und wird auch als solche von den dahinterstehenden Interessensgruppen vermarktet. Ergänzt wird dieses Szenario durch eine wohlwollende und meist unkritische Berichterstattung in den Medien. Der Bogen reicht vom offenkundigen Inserat bis hin zu den zahlreichen redaktionellen Informationsbeiträgen, die das Marketing ergänzen. Mit der angestrebten Integration werden Mittel und Methoden legalisiert und begünstigt, die eigentlich im Gesundheitswesen keinen Platz finden sollten.

Die Konsumentenschutzvereinigungen haben mit dieser Situation keine Freude. Naturwissenschaftliche Fakten kümmern auch einen ehemaligen österreichischen Wissenschaftsminister nicht, als er auf einer Auszeichnung für den Erfinder Johann Grander beharrte. Sein Wasserbelebungsgerät ist ein beispielloser kommerzieller Erfolg.

Das Boomen der Esoterik hängt sicher auch mit beruflicher und persönlicher Überforderung zusammen. Egal wie fragwürdig Esoterik auch ist, ist sie eine sehr attraktive Entscheidungshilfe, weil sie einfache Antworten auf komplexe und verborgene Zusammenhänge zu geben scheint. Sie ist kein Minderheitenprogramm, keine Verhaltensweise neukeltischer Druidinnen oder Anhänger des Voodoo-Kults in Haiti, sondern mittlerweile bis in höchst verantwortliche Kreise des Staatslebens und des Gesundheitswesens vorgedrungen, und es werden dementsprechende Entscheidungen – bewusst oder unbewusst, sei dahingestellt – von den Anhängern getroffen. Wenn man mit teuren Aluminiumgebilden öffentliche Spitäler vor Erdstrahlen und Wasseradern schützt, könnte man auch Heftpflaster auf Zauberpuppen kleben, um Fernheilung zu erwirken. Ich bin überzeugt, dass in der Mehrzahl der Fälle auch dieses Zaubermittel wirkt. Wenn es einen Zauber zum Schaden gibt, warum nicht auch zum Heilen?

Ersetzt „altes Wissen" neue Erkenntnisse?
Eine kritische Information gibt es nur gegen die auf Naturwissenschaft basierte Medizin und Pharmazie. Die Anhänger der alternativen, komplementären und ganzheitlichen Gesundheitslehren werben vor allem mit dem Versagen der Schulmedizin. So werden Gesundheitsexperten, denen jede einschlägige Ausbildung fehlt, von interessierter Seite für die Moderation von Gesundheitssendungen bezahlt. In unzähligen Werbebeiträgen, die als neutrale Informationen erscheinen, wird auch hoffnungslos Kranken, geschickt zwischen den Zeilen, das Glück versprochen, doch gesunden zu können. Es werden im Sektor alternative, komplementäre und ganzheitliche Medizin Therapien und Methoden angeboten, deren Wirksamkeit dem Kauf von Glückslosen gleichkommt. In diesem Sinne werden natürlich auch die Patienten eingehend und freundlich beim Kauf dieser Gesundheitsglückslose in ihrer Apotheke „informiert". Beraten heißt heute oft, die Patienten – wer will schon seine Kunden enttäuschen – in ihrem Aberglauben geschäftstüchtig zu bestärken. Viele dieser alternativen, komplementären und ganzheitlichen Mittel und Methoden werden schlicht mit „altem Wissen" erklärt. Und wenn das zu wenig modern erscheint, wird mit modernen Begriffen, die aus Physik, Chemie gestohlen, verdreht und umgedeutet werden, das Unwahrscheinliche plausibel gemacht.

Die ärztliche Kunst und das Apothekenangebot stehen erst seit wenigen Jahrzehnten vorwiegend – aber nicht immer und nicht zwingend – auf dem Boden gesicherter naturwissenschaftlicher Erkenntnisse. Nach Jahrtausenden zeitbedingter sachlicher Unkenntnis und des damit verbundenen eigentlich wirkungslosen bis kontraproduktiven Herumschusterns kann erst seit ca. 150 Jahren die Medizin bzw. die Pharmazie gezielt und nachweislich helfen. Das ist sehr großzügig bemessen. Vorher waren nicht die Methoden und Mittel für die erhoffte Wirkung und geglückte Heilung ausschlaggebend, sondern mehr Glaube. Zufall und Selbstheilung waren die bestimmenden Faktoren, denen die Erkrankten ihre Genesung zu verdanken hatten. War der Fortschritt mehr, als nur auf einen glücklichen Ausgang hoffen zu können, ein Verdienst des „alten Wissens" oder moderner Naturwissenschaft? Offenbar war man in den letzten hundert Jahren mit dem „neuen Wissen", das Aufklärung und Naturwissenschaften gebracht haben, zu erfolgreich, und die wahren, grauslichen Zustände sind in Vergessenheit geraten.

Gesundheit, frei von Krankheit und ein langes Leben waren früher die Ausnahme. Tatsache ist, dass mit altem Wissen und mit den verschiedenen so scheinbar einleuchtenden Erklärungen, wie alternative, komplementäre und alternative Medizin funktionieren soll, kein Beitrag zu unserem heutigen Wissen in Medizin und Biologie geleistet wurde. Alles, was wir heute als gesichertes Wissen bezeichnen, fußt nicht auf alternativen, komplementären und ganzheitlichen Erkenntnissen oder Denkansätzen.

Besonders absurd ist es, wenn heute der modernen Medizin besonders von den Anhängern paramedizinscher Methoden vorgeworfen wird, nur symptomorientiert zu behandeln. Die Ursachen und der Ablauf von Krankheiten und damit das Wissen, wie und ob bestimmte Krankheiten ursächlich behandelbar sind, wurden weder mit altem Wissen noch mithilfe der abenteuerlichen Erklärungen zu paramedizinischen Therapien gefunden. Die moderne Medizin behauptet nicht, alles zufriedenstellend behandeln zu können. Wann immer es möglich ist, ursächlich zu behandeln, wird das auch getan. Die Homöopathie ist die prominenteste alternative Heilmethode und kennt nach modernem Verständnis keine Ursachen von Krankheiten. Es ist ein Treppenwitz der Medizingeschichte, dass gerade die Anhänger der Homöopathie, einer Heilmethode, die sich ausschließlich an Symptomen orientiert, der „Schulmedizin" vorwerfen, nur Symptome zu behandeln.

Medizinethik – seit der Antike unverändert?
Viele Mittel und Therapien haben sich im Laufe der Zeit als nicht wirksam erwiesen. Doch es gibt diese immer noch. So wird zum Beispiel Aderlass praktiziert und Homöopathie angeboten. Dieses und vieles andere mehr wirkt nicht spezifisch kraft spezifischer chemisch-physikalischer Eigenschaften und Effekte, sondern beliebig. Die beobachtete Wirkung beruht auf der Placebowirkung.

Das Mariazeller Breverl (christliches Schutzamulett) verdankt seine Wirkung den gleichen Ursachen. Hier ist es der Glaube an die Wundermacht einer Gottesmutter. Homöopathie wirkt eben besser, wenn sie mit Beratung in der Apotheke verkauft wird. Der Placeboeffekt ist auch an Ansehen und allgemeine Anerkennung gebunden. Maria Treben und der verstorbene selige Kräuterpfarrer Weidinger waren auch eine „Placebomarke". Es wird auf eine Wirkung vertraut. Zu erwähnen sind noch die zahlreichen esoterisch-energetischen Selbstverwirklicher und Selbstverwirklicherinnen, die ihre Künste als Lebenshilfe in

Bezirkspostillen inserieren. Auch sie wirken wie ein Placebo für ihre Klientel.

Niemand kann sich dem Placeboeffekt im weitesten Sinne entziehen. Dass es das Phänomen Placeboeffekt gibt, steht außer Frage. Aber wie weit ist es ethisch vertretbar, Mittel und Methoden anzuwenden, die ihre „Wirksamkeit" nur diesem Effekt verdanken? Wie weit ist es vertretbar, Hoffnung und Vertrauen auszunutzen?

So wird (oft) bewusst wider besseres Wissen aus Überzeugung und Geschäftstüchtigkeit der unbedingt notwendigen Objektivierung des Beobachtens und des Erlebens nicht zugestimmt. Negative Prüfungsergebnisse werden unterbewertet. Aber eine Objektivierung von Heilungen und Effekten ist notwendig, um eine spezifische Wirkung behaupten zu können. Nicht nur weil es ein Geschäft ist und den Umsatz des Tages erhöht, wollen und können Apotheker und Ärzte darauf nicht verzichten. Der unbedingte Wunsch des Publikums nach – im strengen Sinn – medizinischem Nonsens, der noch im gewissen Ausmaß harmlos sein kann, wird befriedigt – und zwar fachgerecht. Der Umsatz bestimmt die Wirksamkeit.

Immer noch gilt „nihil nocere" an erster Stelle. Aber daneben werden auch der Uraltkalauer „Wer heilt, hat recht" und das altbekannte „Hilft es nicht, so schadet es nicht" reflexartig bemüht, wenn es gilt, die Anwendung oder Verordnung von zwar harmlosen, aber letztlich unwirksamen Methoden und Mitteln zu rechtfertigen. Auch Homöopathie, Bachblüten, Schüßlersalze und dergleichen mehr werden so verteidigt.

Aber im Hinterkopf regt sich immer noch ein klein wenig Gewissen und auch das Verlangen nach Anerkennung. Klar, dass den Apotheken bei diesen Geschäften von den Außenseitern der Medizin auf die Schulter geklopft wird. Der Ruf und die Glaubwürdigkeit sind immer noch so gut, dass sie vermarktet werden können. Das ist es, was die alternative, komplementäre und ganzheitliche Medizin notwendigerweise braucht. Und zur Beruhigung des Gewissens werden Symposien veranstaltet, in denen die umsatzfreundliche Integration von Esoterik und Aberglauben als ehrliche Dienstleistung und preiswerte Zukunft des Gesundheitswesens beschworen wird!

Danksagung

Für die eingehende und selbstlose Hilfe möchte ich mich bei drei meiner Skeptikerfreunden, die auch Gastkommentare zu meinem Buch verfassten, ganz herzlich bedanken.

Es sind dies: Dr. *Krista Federspiel* (Germanistin, freie Medizinjournalistin, Mitglied des GWUP-Wissenschaftsrates und Mitautorin der Bücher: „Die andere Medizin" und „Lexikon der Parawissenschaften"), die mir viele wertvolle Ratschläge gab und sich die große Mühe machte, das Manuskript genau zu lesen und auch zu korrigieren, Dr. *Edmund Berndt* (kritischer und mutiger Apotheker, auch Autor des Buches „Der Pillendreh") und Univ.-Prof. Dr. *Ulrich Berger* (Mathematiker am Vorstand des Institutes für Analytische Ökonomie an der Wirtschaftsuniversität Wien, Mitglied des GWUP-Vorstandes bzw. der GWUP-Wissenschaftsrates, Präsident der Gesellschaft für kritisches Denken Wien und Autor zahlreicher Publikationen zum Thema Pseudowissenschaft).

An dieser Stelle möchte ich auch die Wiener Skeptiker und ihren Verein, die „Gesellschaft für kritisches Denken", erwähnen, eine Regionalgruppe der „Gesellschaft zur wissenschaftlichen Untersuchung von Parawissenschaften" (GWUP), deren Tätigkeiten sehr wesentlich zur Aufklärung und Sensibilisierung der Bevölkerung gegen Aberglaube aller Art beitragen.

Großer Dank gehört auch meiner Frau Riitta. Ohne ihre Liebe und Geduld wäre dieses Buch nicht zu verwirklichen gewesen.

Theodor Much

Anmerkungen

1. IMAS-International – Institut für Markt- und Sozialanalysen GmbH: IMAS-Report: Glauben und Gläubigkeit im Meinungstest. 1/2006
2. Süddeutsche.de – Wissen – vom 30. 6. 2012
3. Spiegel-Online, Nr. 47, 22. 11. 2010
4. Süddeutsche Zeitung, 1. 2. 2012
5. Diener, H./Kronfeld, K./Boewing, G. et al for the GERAC Migraine Study Group: Efficacy of acupuncture for the prophylaxis of migraine: a multicentre randomised controlled clinical trial. The Lancet Neurology, Vol. 5, Iss. 4, p. 310–316, 2006
6. Siehe: Bengel, U. et al: The effect of treatment expectations on drug efficancy: imaging the analgetic benefit of the opioid remifentanil. Sci. Transl. Med. 3, 70ra14, 2011
7. Siehe: Greater Response to Placebo in Children than in Adults: Pols Hub for clinical Trials, Rheims. S. 8. 2008 und Placebowirkung bei Tieren. Intern. Praxis 24, 587, Koch, T., 1984
8. Zitiert: Arzneimittelkommission der deutschen Ärzteschaft, Deutsches Ärzteblatt 95, 1998
9. Federspiel, K.; Herbst, V.: Handbuch Die Andere Medizin, Verlag der Stiftung Warentest, Berlin, 5. Aufl. 2005
10. Alle Zitate sind im Focus-Magazin Nr. 34, 2005 genauer nachzulesen.
11. Genauer nachlesbar im Focus-Magazin: Mondglaube: In Lunas Bann/Forschung und Technik: Die Mondmythen der Welt/Forschung und Technik: Eine nützliche Illusion. Nr. 34. 2005, http://www.focus.de/magazin/archiv/jahrgang_2005/ausgabe_34
12. Siehe: Fischmeister, C., erschienen im „Facharzt" 2/2002
13. Benveniste, J.: Human basophil degranulation triggerd by very dilute antiserum against IgE. Nature, Bd. 333, 1988
14. Buckman, R./Lewith, G: What does homeopathy do – and how? British Medical Journal 309, 103. 1994.
15. Walach H./Gaus, W.: Classical homeopathic treatment of chronic headaches. A double-blind, randomized, placebo-controlled study. Cephalgia 17, 199. 119. 1995. http://cep.sagepub.com/content/17/2/119.full.pdf+html
16. Shah A./Huwiler-Müntener, K./Nartey L./Jüni, P./Dörig, S./

Sterne, J./Pewsner, D./Egger, M.: Are the clinical effects of homeopathy placebo effects? Comparative study of placebo-controlled trials of homeopathy and allopathy. The Lancet. Vol. 366, Nr. 9487. 2005
17. Ernst, E.: A systematic review of systematic reviews of homeopathy. British Journal of Clinical Pharmacology, 2.2002
18. Paris, A./Gonnet, N. et. al: Effects of homeopathy on analgetic intake following knee ligament reconstruction. British Journal of Clinical Pharmacology, 8.2010.
19. Cornu, C. et al: No effect of homeopathy on bleeding, inflammatory, and ischaemia after aortic valve surgery. British Journal of Clinical Pharmacology, 2.2010.
20. Albrecht, H./Schütte, A.: Homeopathy versus Antibiotics in methaphylaxis of infectious diseases – a clinical trial in pig fattening and ist significance to Consumers. Altern. Ther. Health Med. 5, 64, 1999
21. Cracknell, N./Mills, D.: A double-blind placebo-controlled study into the efficancy for fear of fireworks noises of homeopathic remedy in the dog Veterinary Journal 159:536, 2006; Rheims S.: Greater response to placebo in children than in adults (Epilepsie-Studie). PLoS-Med. 2007.
22. Armstrong, N. C.: A randomized, doubleblind placebo-controlled trail of a Bachflower remedy. University of Exeter 2001
23. Steiner R.: Gesamtausgabe 348, Dornach, S. 188–189
24. Asser, Sm.: Child fatalities from religion-motivated medical neglect, Pediatrics 1998, Apr. 30, 115
25. www.konsument.at/cs/Satellite?pagename=Konsument/MagazinArtikel/Detail&cid=26289
26. Siehe unter anderem: Wüthrich, B.: Unproven techniques in allergy diagnosis: J. Investig. Allergol. Clin. Immunolo. 2005, 15; Bresser, H.: Allergietestung mit der Elektroakupunktur nach Voll, Hautarzt, 1993, 44; Fachkommission der Schweizerischen Gesellschaft für Allergologie und Immunologie: Schweizerische Ärztezeitung 2006, 87; Efficancy trial of bioresonance in children with atopic dermatitis, Arch. Allergy Immunol. 1997, 112; Ärztetest: Bioresonanztherapie: Konsument.at 15. 2. 2006 und 8. 1. 2009; Goldner, C.: Von falsch gepolten Schwingungen", Süddeutsche.de, 17. 4. 2007; Bioresonanz: Therapeutischer Unsinn: Tagesanzeiger, 30. 6. 2009

27. Jarisch, R. et al: Bioresonanz-Allergietest versus Pricktest und RAST. Allergologie 16, Nr. 4, 144–145, 1993
28. Siehe Staehle, H.-J.: Doubleblind Study on Materials Testing with Applied Kinesiology, Journal of Dental Research 84, 2006; Rothmann, R.: Evaluation der klinisch angewandten Kinesiologie bei Nahrungsmittel-Unverträglichkeiten im Kindesalter, Forschende Komplementärmedizin und Klassische Naturheilkunde, 2001.
29. http://www.sueddeutsche.de/wissen/akupunktur-scharlatan-ohne-nadel-1.988052
30. Lehmann, H.: Akupunktur im Westen: Am Anfang war ein Scharlatan. Deutsches Ärzteblatt 107 (30), A-1454/B-1288/C-1268, 2010. http://www.aerzteblatt.de/archiv/77695, zuletzt abgefragt 6. 12. 2012
31. Cochrane Controlled Trial Register, Ausgabe 4/2000, 1168
32. The Lancet 2006, doi, 10.1136
33. Übersicht: Fleckenstein, J.: PMC 2009
34. durchgeführt von Edzard Ernst et al 2011
35. Vickers, A. et al: Acupuncture for chronic pain. Arch. of Internal Medicine 2012, 172
36. Siehe MMWR: Lead Poisoning Associated with Ayurvedic Medications, Five States, 2000–2003. http://www.cdc.gov/mmwr/preview/mmwrhtml/mm5326a3.htm
37. Report 12 of the Council on Scientific Affairs: Alternative Medicine, Juni 1997, 156
38. Pollmer, U./Warmut, S., 2002
39. Karlowski, T.: The Journal of the American Medical Association, 231, 1975
40. Siehe etwa Moertel, C.: The New England Journal of Medicine 312, 1985
41. The New England Journal of Medicine, 15. 11. 2011
42. Armitage J.: in JAMA, 303, 2010
43. AMA, Cancer Prevention Trial, 2011
44. Annals of Internal Medicine, 142, Nr. 1, 2004
45. Siehe: Sleigh, J. W.: Hazards of Hydrogen peroxid, British Medical Journal 291, 1985; Peterson, L. C.: Death from an unconventional therapy for Aids, Annals of Internal Medicine 120, 1994; Binder, G.: Tod durch Luftembolie bei Ozon-Therapie, MMW Fortschritte der Medizin, 114, 1996; Daschner, F. D.: Hygienische Gefahren bei Ozon-Therapie, Deutsches Ärzteblatt, 86, 1203, 1989; Eisenmenger, W.: Ist

die Ozontherapie wirklich ungefährlich?, Ärztliche Praxis, Vol. 34, 1259, 1982; Ernst, E.: Die Ozontherapie ist noch nicht genügend belegt, MMW Fortschritte der Medizin, 115, 52, 1995; Cochrane Review, Review 3. 2003: Hyperbaric oxygen therapy: recent findings on evidence for effectiveness

46. Zeitschrift für Rechtsmedizin, Vol. 103, pp 1–20, 1989. http://link.springer.com/article/10.1007%2FBF00203938
47. Abehsera, A.: Osteopathische Medizin. Thema Heft 4/2001
48. Siehe New England Journal, Vol. 323: 1717, 1990
49. An evaluation of iridology: JAMA 242, 1979
50. A study of validity of iris diagnosis: Australian Journal of Optometry: 64, 1981 und Looking for gall blader disease in the patients iris: British Medical Journal 297, 1988
51. Seidl, S.: Assesment of commercial labarotories performing hair mineral analysis. JAMA 285, 2001
52. Siehe Bericht auf Süddeutsche.de vom 4. 4. 2008 zum Hochschulprojekt „Münchner Modell" und die „Internationale Gesellschaft für Ganzheitliche Medizin"

Literatur- und Quellenverzeichnis

Armstrong, N. C.: A randomized, doubleblind placebo-cotrolled trail of a Bachflower remedy. University of Exeter 2001.
Benveniste, J.: Wissenschaftsmagazin Nature, Bd. 333.
Bingel, U. et al: The effect of treatment expectations on drug efficancy: imaging the analgetic benefit of the opioid remifentanil. Sci Transl Med 2011, 3, 70ra14.
Bohl, J./Goebel, H. H./Pötsch, L./Esinger, W./Walther, G./Mattern,R./Merkel,K.H.:KomplikationennachZelltherapie (Complications following cell therapy). Zeitschrift für Rechtsmedizin, Volume 103, Issue 1, pp 1–20, 1989. http://link.springer.com/article/10.1007%2FBF00203938
Buckman, R./Lewith, G: What does homeopathy do – and how? British Medical Journal 309, 103. 1994.
Cornu, C. et al: No effect of homeopathy on bleeding, inflammatory, and ischaemia after aortic valve surgery. British Journal of Clinical Pharmacology, 2.2010.
Ernst, E.: A systematic review of systematic reviews of homeopathy. British Journal of Clinical Pharmacology, 2.2002.
Federspiel, K./Herbst, V.: Handbuch. Die Andere Medizin. Verlag der Stiftung Warentest. Berlin. 5. Auflage. 2005.
Focus-Magazin: Mondglaube: In Lunas Bann/Forschung und Technik: Die Mondmythen der Welt/Forschung und Technik: Eine nützliche Illusion. Nr. 34. 2005. http://www.focus.de/magazin/archiv/jahrgang_2005/ausgabe_34/
http://homepage.univie.ac.at/erich.eder/wasser: Was ist dran am Grander-Wasser. Ein Beitrag zum Konsumentenschutz. Wunder oder Wucher? Zuletzt abgefragt 28. 11. 2012
http://scienceblogs.de/kritisch-gedacht/2012/02/08/insiderbericht
IMAS International. Institut für Markt- und Sozialanalysen: Umfrage. Der Glaube an Schutzengel. 2011. www.imas.at/index.php/de/imas-report-de/archiv/125-imas-report-wenig-zweifel-schutzengeln

Institut für Demoskopie Allensbach: Allensbacher Berichte. Gute und ungute Vorzeichen. Aberglaube existiert weiter. 2005.

Jarisch, R. et al: Bioresonanz-Allergietest versus Pricktest und RAST. Allergologie 16, Nr. 4, 144–145, 1993.

Koch, T.: Greater Response to Placebo in Children than in Adults: PLoS Hub for clinical Trials, S. Rheims, 8. 2008 und Placebowirkung bei Tieren. Intern. Praxis 24: 587, 1984.

Lehmann, H.: Akupunktur im Westen: Am Anfang war ein Scharlatan. Deutsches Ärzteblatt 107 (30), A-1454/B-1288/C-1268, 2010.

Müller-Oerlinghausen, B./Lasek, R./Haustein, K.-O./Höffler, D.: Arzneimittelkommission der deutschen Ärzteschaft: Außerhalb der wissenschaftlichen Medizin stehende Methoden der Arzneitherapie. Deutsches. Ärzteblatt 1998; 95 (14): A-800/B-680/C-648. http://www.aerzteblatt.de/archiv/10368

Paris, A./Gonnet, N. et al: Effects of homeopathy on analgetic intake following knee ligament reconstruction. British Journal of Clinical Pharmacology, 8.2010.

Pollmer, U./Warmut, S.: Lexikon der populären Ernährungsirrtümer. Missverständnisse, Fehlinterpretationen und Halbwahrheiten von Alkohol bis Zucker. Eichborn, 2002.

Rothmann, R.: Evaluation der klinisch angewandten Kinesiologie bei Nahrungsmittel-Unverträglichkeiten im Kindesalter, Forschende Komplementärmedizin und Klassische Naturheilkunde, 2001.

Shang A./Huwiler-Müntener, K./Nartey L./Jüni, P./Dörig, S./Sterne, J./Pewsner, D./Egger, M.: Are the clinical effects of homeopathy placebo effects? Comparative study of placebo-controlled trials of homeopathy and allopathy. The Lancet. Vol. 366, Nr. 9487. 2005.

Spiegel Online vom 13. 9. 2009

Staehle, H.-J: Doubleblind Study on Materials Testing with Applied Kinesiology, Journal of Dental Research 84, 2006.

Süddeutsche Zeitung: Homöopathie ist ein reiner Placebo-Effekt, 1. 2. 2012

Walach H./Gaus, W.: Classical homeopathic treatment of chronic headaches. A double-blind, randomized, placebo-controlled study. Cephalagia 17, 199. 119. 1997. http://cep.sagepub.com/content/17/2/119.full.pdf+html

www.dermond.at/mondphasen.html

www.konsument.at/cs/Satellite?pagename=Konsument/MagazinArtikel/Detail&cid=27147: Ärzte-Test: Bioresonanztherapie. Negative Schwingungen. Konsument 3/2006 veröffentlicht: 15. 2. 2006; zuletzt abgefragt 28. 11. 2012.

www.spiegel.de/spiegel/a-730444.html: Rückfall ins Mittelalter. 22. 11. 2012; zuletzt abgefragt 28. 11. 2012

www.spiegel.de/spiegel/print/d-71558786.html: Der große Schüttelfrust. 12. 7. 2010; zuletzt abgefragt 28. 11. 2012;www.spiegel.de/spiegel/print/index-2010-28.html

www.sueddeutsche.de/wissen/akupunktur-scharlatan-ohne-nadel-1.988052: West-östlicher Scharlatan. Lehmann, H.

www.sueddeutsche.de/wissen/homoeopathie-lobby-im-netz-schmutzige-methoden-der-sanften-medizin-1.1397617: Schmutzige Methoden der sanften Medizin. 30. 6. 2012; zuletzt abgefragt 28. 11. 2012

www.thecochranelibrary.com/view/o/index.html

Zeitschrift für Rechtsmedizin, Oktober 1989, Volume 103, Issue 1, pp 1–20.

Andrea Zauner-Dungl/Claudia Krist-Dungl

GUT LEBEN

Genuss und Gesundheit mit der Dungl-Philosophie

Prof. Dr. Andrea Zauner-Dungl und Mag. Claudia Krist-Dungl, die Töchter des legendären Fitness-Experten Willi Dungl, führen sein Lebenswerk nicht nur fort, sie entwickeln seinen Erfahrungsschatz mit ihrem Spezialwissen und den neuesten Erkenntnissen aus Medizin und Naturheilkunde weiter.

Es verblüfft, dass häufig gerade jene Menschen, die besonders bewusst leben möchten, an Nahrungsmittelunverträglichkeiten leiden. Nicht überall wo gesund drauf steht, ist auch Gesundes drin! Müdigkeit und Erschöpfung treten immer öfter auf - haben Sie Ihr Energiekonto schon einmal überprüft?

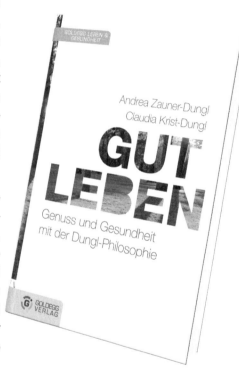

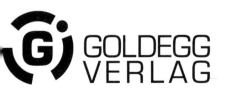

Hardcover 320 Seiten
Format 13,5x21,5cm
ISBN: 978-3-902729-24-8

Preis: 24,⁹⁰ €

estellen Sie unter +43 (0) 1 505 43 76-30 oder per Fax: +43 (0) 1 505 43 76-20 oder unter verlag@goldegg-verlag.com

Beate Handler

Mit allen Sinnen leben
Tägliches Genusstraining

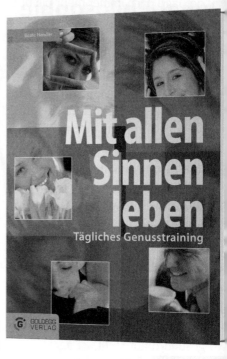

Mit allen Sinnen zu leben setzt, in einer Zeit in der sehr viel an Leistung gefordert wird, verschiedene Zutaten voraus: Zu ihnen zählen das Wissen um die eigenen Bedürfnisse sowie ein achtsamer Umgang mit Alltäglichkeiten. Statt auf seltene, große Genusserlebnisse zu warten, ist es leichter, sich tägliche Genussmomente zu schaffen oder solche plötzlich zu entdecken.

Diese Alltagsgenüsse tragen zu unserer Lebenszufriedenheit und unserem Wohlbefinden bei. Durch ein Genusstraining wird die Sensibilisierung aller Sinne und damit das Genussempfinden gefördert.

Dieses Buch bietet wertvolle Anregungen und zeigt, wie es ganz einfach ist, genussvolle Momente in den Alltag zu integrieren und so Stress- und Burnout-Symptomen vorzubeugen.

Br., 256 Seiten, 17x24 cm
jetzt in der 3. Auflage
ISBN: 978-3-902729-94-1

Preis: 22,00 €

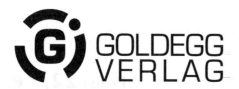

Bestellen Sie unter +43 (0) 1 505 43 76-30 oder per Fax: +43 (0) 1 505 43 76-20 oder unter verlag@goldegg-verlag.com

Gerti Senger | Walter Hoffmann

Schräglage

Die Sehnsucht nach Zufriedenheit

Auf der Jagd nach immer mehr bleibt der Mensch auf der Strecke

Wir leben in einer Welt der Widersprüche:

Grenzenloser Gier steht unermessliche Armut, der Sehnsucht nach Familie stehen hohe Scheidungs- und sinkende Geburtenzahlen gegenüber. Das Liebesleben und die Sexualität des Einzelnen werden durch nichts mehr eingeschränkt und dennoch leiden unzählige Menschen an sexuellen Problemen und an Bindungsschwierigkeiten.

Auf der Jagd nach dem Glück geraten Frauen und Männer aller Altersgruppen in eine Schräglage zwischen Übermaß und Defizit.

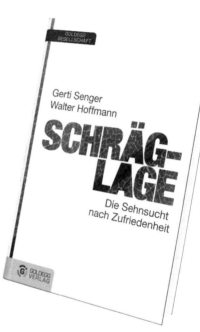

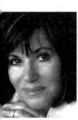

Prof. Dr. **Gerti Senger**
und Dr. **Walter Hoffmann** gehen einfühlsam auf die individuellen, bedeutsamen Lebensbereiche ein und zeigen, wie trotz einer Schräglage wieder Halt und zu einem erfüllten Liebes- und Arbeitsleben gefunden werden kann.

Foto © Christian Mastalier

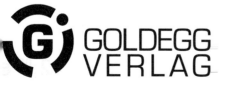

Hardcover 230 Seiten
Format 13,5x21,5cm
ISBN: 978-3-902729-39-2

Preis: 22,00 €

Bestellen Sie unter +43 (0) 1 505 43 76-30 oder per Fax: +43 (0) 1 505 43 76-20 oder unter verlag@goldegg-verlag.com

Markus Minoggio

Was der Körper wirklich braucht!
Alles über Nahrungsergänzungsmittel, Vitamine und Pseudoprodukte

- Kapseln für schöne Haut,
- Pillen zum Muskelaufbau
- Tabletten zum Schlanksein
- Mittel für Sportler, ältere Menschen, Jugendliche und Schwangere …

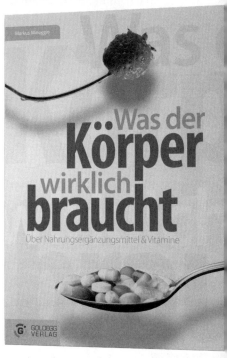

Nahrungsergänzungsmittel und Vitamine in Pillenform überschwemmen den Markt. Doch nicht überall wo „Gesund" draufsteht, ist auch Gesundes drin! Was braucht unser Körper wirklich?

Der Autor setzt sich mit den einzelnen Produktgruppen auseinander, geht darauf ein, was notwendig ist und wann welche Mittel sinnvoll sind.

Ein Muss für alle kritischen und gesundheitsbewussten Konsumenten, die wissen möchten, was sie wirklich zu sich nehmen!

Br., 320 färbige Seiten
mit zahlr. Abbildungen
Format 17 x 24 cm
ISBN: 978-3-901880-16-2

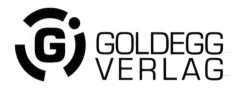

Preis: 24,⁹⁰ €

Bestellen Sie unter +43 (0) 1 505 43 76-30 oder per Fax: +43 (0) 1 505 43 76-20 oder unter verlag@goldegg-verlag.com

Sonia Laszlo

FUCK HAPPINESS!

Von der Tyrannei des Glücks

Die Glücksindustrie boomt! Überall wird den Menschen suggeriert, dass sie jederzeit glücklich sein können und sogar müssen.

Dieses Buch stellt sich gegen den Trend des Glücks-Terrors und zeigt auf, dass auch Unglück zum Leben gehört und es erst lebenswert macht. Es führt zurück zum Wesentlichen des Lebens und bietet einen Weg durch das Überangebot im „Supermarkt der Glücksgefühle".

Die Autorin **Sonia Laszlo** ermittelt einen völlig neuen Zugang zum Glück und inspiriert dazu, die Welt mit anderen Augen zu sehen.

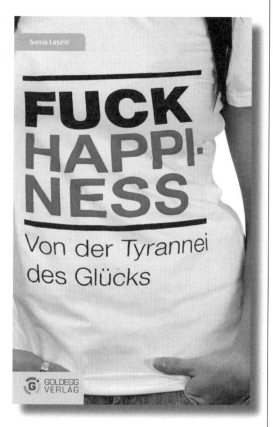

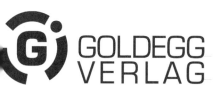

Hardcover 256 Seiten
Format 13,5x21,5cm
ISBN: 978-3-902729--88-0

Preis: 22,⁰⁰ €

Bestellen Sie unter +43 (0) 1 505 43 76-30 oder per Fax: +43 (0) 1 505 43 76-20 oder unter verlag@goldegg-verlag.com

Anke van Beekhuis

Power sucht Frau

Übernehmen Sie Führung für Ihren Erfolg

In der Wirtschaft sind neue Zeiten für Frauen angebrochen! Es geht nicht länger darum, das Verhalten von Männern 1:1 zu kopieren, um an die Spitze zu kommen.

Glasklar spricht die Autorin jene Wahrheiten aus, die dazu führen, dass viele Frauen auch heute noch lieber still im Hintergrund werken, als die Lorbeeren für ihre Arbeit in Empfang zu nehmen.

Aus ihrer langjährigen Beratungstätigkeit weiß sie, dass das größte Hindernis für Frauen auf der Karriereleiter oft die Frauen selbst sind!

Dieses Buch macht auf die Stärken, aber auch auf die Schwächen von Frauen aufmerksam. Es bietet ein Rüstzeug dafür an, mit dem man als Frau in einer von Männern dom nierten Business-Welt herausragen und erfolgreich sein kann.

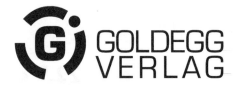

Hardcover 256 Seiten
Format 13,5x21,5cm
ISBN: 978-3-902729-96-5

Preis: 22,00 €

Bestellen Sie unter +43 (0) 1 505 43 76-30 oder per Fax: +43 (0) 1 505 43 76-20 oder unter verlag@goldegg-verlag.co

Silvia Dirnberger-Puchner

Werden wir wie unsere Eltern?

Die Kunst sein Leben zu verändern

Eltern sind die Menschen, die unser Leben am meisten prägen und beeinflussen: Wir passen uns an und übernehmen automatisch Verhaltensweisen, Gefühlsreaktionen und Einstellungen. Insgeheim stellen wir in der Mitte unseres Lebens fest, dass wir nicht nur das Positive mitgenommen haben, sondern auch jene Eigenschaften und Handlungsweisen der Eltern, die wir nie übernehmen wollten.

Sind wir dieser Entwicklung ausgeliefert oder können wir selbst tief sitzenden Prägungen entkommen und unser Leben aktiv verändern?

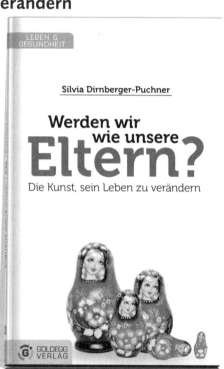

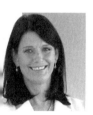

Mag. Dr. Silvia Dirnberger-Puchner forscht in ihrem Institut wissenschaftlich in den Bereichen Lebensqualität, Krisenbewältigung im Geschlechterunterschied sowie psychosoziale Gesundheit am Arbeitsplatz.

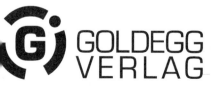

Hardcover 352 Seiten
Format 13,5x21,5cm
ISBN: 978-3-902903-14-1

Preis: 24,90 €

Bestellen Sie unter +43 (0) 1 505 43 76-30 oder per Fax: +43 (0) 1 505 43 76-20 oder unter verlag@goldegg-verlag.com

Alexandra Silber

Und ab morgen bin ich schlank

Von 100 Kilo auf 60 in einem Jahr – Ohne JoJo-Effekt

Alexandra ist lebenslustig, fröhlich und aus Prinzip unsportlich.

Weil sie gerne isst und mit ihrem inneren Schweinehund in gutem Einvernehmen lebt, bringt sie mit der Zeit schließlich knapp stolze 100 Kilo auf die Waage.

Ein Arztbesuch führt ihr die drohenden gesundheitlichen Folgen drastisch vor Augen und sie beschließt, in einem Jahr 40 Kilo abzunehmen.

Begleiten Sie Alexandra auf ihrem unterhaltsam geschilderten Weg in eine neues Leben. Mit viel Humor erzählt sie von ihrer ersten Annäherung a Bewegung, von neuem Essverhalten, vielen Gefühlen und dem Kampf m den Rückschlägen.

Mehr über die Autorin: http://www.alexandrasilber.at

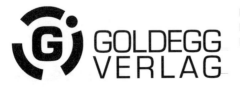

Hardcover 256 Seiten
Format 13,5x21,5cm
ISBN: 978-3-902729-07-1

Preis: 19,80

Bestellen Sie unter +43 (0) 1 505 43 76-30 oder per Fax: +43 (0) 1 505 43 76-20 oder unter verlag@goldegg-verlag.c

Sylvia Unterdorfer/Maria Deutinger/Michaela Langer/Claudia Richter/Beate Wimmer-Puchinger

Wahnsinnig Schön
Schönheitssucht, Jugendwahn & Körperkult

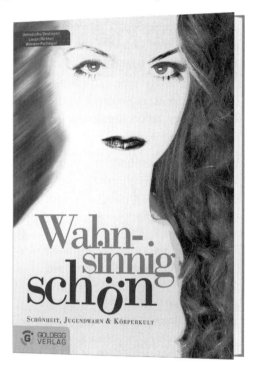

Sind die Frauen verrückt geworden? Chemisches Gesichtspeeling, Botox, Lifting, Fettabsaugung ... Wo ist die Grenze? Ist Altern in Würde überhaupt noch möglich? Der Trend zu Beauty-Operationen scheint unaufhaltsam. 88% der Frauen möchten etwas an ihrem Körper ändern!

Der Zwang möglichst lange jugendlich und schön zu sein, treibt sogar junge Frauen und zunehmend auch Männer zu immer haarsträubenderen Maßnahmen. Die Frauen jagen unerreichbaren Schönheitsidealen nach.

Doch dahinter stecken oft ganz andere Sehnsüchte und Wünsche, die Operationen gar nicht erfüllen können. Das hohe Risiko der Eingriffe ist vielen dabei gar nicht bewusst, ein erstaunlicher Prozentsatz der Behandlungen geht schief!

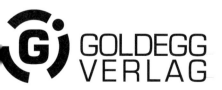

Hardcover 288 Seiten
Format 13,5x21,5 cm
ISBN: 978-3-901880-14-8

Preis: 19,80 €

Bestellen Sie unter +43 (0) 1 505 43 76-30 oder per Fax: +43 (0) 1 505 43 76-20 oder unter verlag@goldegg-verlag.com

Beate Handler

Wie der Mensch denkt
Die Milliarden im Kopf

Das Gehirn des Menschen verfügt bereits bei der Geburt über 100 Milliarden Nervenzellen, in denen das Kernwissen gespeichert ist. Unser Gehirn ist ein wahrer Mikrokosmos – in vielen Bereichen unerforscht und geheimnisvoll. Kein Computer dieser Welt funktioniert besser, reibungsloser oder wartungsfreier und ist noch dazu so liebenswert wie ein Mensch.

Die Autorin geht der Frage nach, wie unser Denken entsteht und funktioniert, wie wir Entscheidungen treffen, welche Streiche uns unser Gehirn spielt und wie Gedanken unsere Gefühle und unser Handeln beeinflussen. Wie entstehen Vorurteile, gibt es „gute" und „böse" Gedanken? Wie funktioniert unser „Bauchgefühl" und welche Auswirkungen haben seelische Verletzungen auf unser Denken und Handeln?

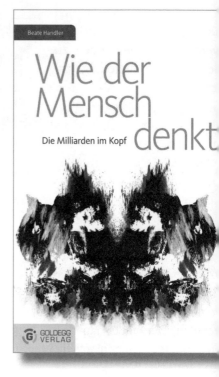

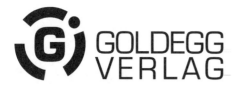

Hardcover ca 248 Seiten
Format 13,5x21,5 cm
ISBN: 978-3-902729-17-0

Preis: 19,80 €

Bestellen Sie unter +43 (0) 1 505 43 76-30 oder per Fax: +43 (0) 1 505 43 76-20 oder unter verlag@goldegg-verlag.co

Alice Nilsson

Hättiwari

Der wahre Kern von Österreich

„Hättiwari" ist der österreichische Konjunktiv, um sich über bittere Realitäten hinwegzutrösten, Ausreden zu finden oder Misserfolge zu erklären.

In einem amüsanten Streifzug nimmt die Autorin Land und Leute unter die Lupe und spürt auf, wie sich die Österreicherinnen und Österreicher mit ihrer liebenswürdigen Lebensphilosophie in der Welt behaupten.

Auf ironisch-humorvolle Weise verwebt die bekannte Markenexepertin **Alice Nilsson** witzige Anekdoten mit empirischen Erkenntnissen. Die Autorin enttarnt die Ursachen, die hinter der „Hättiwari"-Attitüde stehen und identifiziert verschiedene „Hättiwari"-Typen, die über spezielle charmante Eigenheiten verfügen. Alice Nilsson dringt mit ihrem besonderen Ansatz tief in die österreichische Seele ein und enthüllt so den wahren Kern unseres Landes.

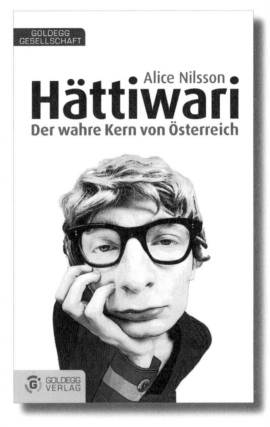

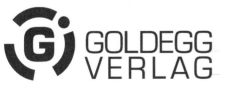

Hardcover 224 Seiten
Format 13,5x21,5cm
ISBN: 978-3-902729-80-4

Preis: 22,00 €

Bestellen Sie unter +43 (0) 1 505 43 76-30 oder per Fax: +43 (0) 1 505 43 76-20 oder unter verlag@goldegg-verlag.com

Helene Drexler

Maskentanz
Jeder hat ein Geheimnis …

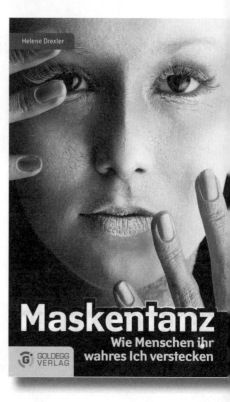

Manche Menschen lenken alle Blicke auf sich, sie sind weltgewandt und brillieren auf dem gesellschaftlichen Parkett. Jeder Situation gewachsen, rücken sie sich in ein gutes Licht, behaupten sich im Umgang mit anderen und haben obendrein noch Spaß am Leben. Sie sind guter Dinge. Zumindest scheint dies so …

Vor unser aller Augen findet täglich ein wahrer Maskentanz statt. Hinter glänzenden Fassaden lauern die verschiedensten psychosomatischen Erkrankungen, Abhängigkeiten, Ängste, Essstörungen und Gefühle der Sinnlosigkeit – und niemand darf davon wissen.

Wagen Sie mit der Autorin einen psychologischen therapeutischen Blick hinter die Maske und tasten Sie sich an das wahre Ich heran. Sie werden überrascht sein, wenn Sie feststellen, dass auch in Ihrer Umgebung nicht alle Menschen so sind, wie sie scheinen.

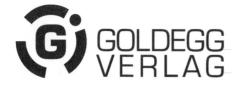

Hardcover 320 Seiten
Format 13,5x21,5cm
ISBN: 978-3-902729-57-6

Preis: 22,00 €

Bestellen Sie unter +43 (0) 1 505 43 76-30 oder per Fax: +43 (0) 1 505 43 76-20 oder unter verlag@goldegg-verlag.com

Gerhard Pöttler

Gesundheitswesen in Österreich

Organisationen, Leistungen, Finanzierung und Reformen übersichtlich dargestellt

Das österreichische Gesundheitssystem befindet sich im massiven Umbruch und hat zahlreiche neue Herausforderungen zu meistern.

Es stellen sich zukunftsweisende Fragen: Ist unser System noch sozial genug? Steht der Patient im Mittelpunkt der Aufmerksamkeit? Ist die Finanzierung in der bisherigen Form überhaupt noch möglich? Wie lange werden sich die Bundesländer landeseigene Krankenanstalten noch leisten können?

Das Buch bietet einen gerafften Überblick über Status quo, Struktur, Organisation, Personen, Aufbau, Einrichtungen, Finanzierung und Reformen im österreichischen Gesundheitssystem.

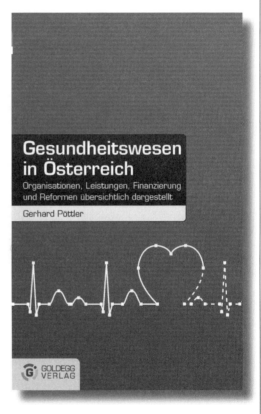

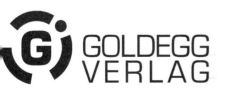

Hardcover 320 Seiten
Format 17x24 cm
ISBN: 978-3-902729-74-3

Preis: 49,⁹⁰ €

Bestellen Sie unter +43 (0) 1 505 43 76-30 oder per Fax: +43 (0) 1 505 43 76-20 oder unter verlag@goldegg-verlag.com

Georg Pfau, Thomas Hartl

Männer
Die ganze Wahrheit

Wann ist ein Mann ein Mann?

Die sexuelle Identität beeinflusst den Erfolg oder Misserfolg im gesamten Leben. Erfolgreiche Männer haben keine Probleme beim Anknüpfen von sozialen Kontakten zu Frauen und Männern.

Der selbstbewusste Mann ist nicht geplagt von Selbstzweifeln, er weiß wie's geht. Mit dem Lächeln des Siegers stellt er sich jeder Herausforderung im Bewusstsein, dass Scheitern ein Bestandteil des Erfolges ist. „Neues Spiel, neues Glück", denkt er sich und wartet auf die nächste Chance.

Für Lebensglück ist nichts so wichtig wie eine Beziehung und erfüllte Sexualität. Frauen sollten deshalb ein großes Interesse daran haben, dass in sich gefestigte Männer herangezogen werden. Denn nur sie bieten die Chance auf funktionierende Beziehungen.

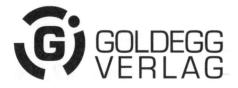

Hardcover 352 Seiten
Format 13,5x21,5cm
ISBN: 978-3-902729-30-9

Preis: 22,00 €

Bestellen Sie unter +43 (0) 1 505 43 76-30 oder per Fax: +43 (0) 1 505 43 76-20 oder unter verlag@goldegg-verlag.com

Georg Pfau

Mann | Frau | SEX

Frauen sehnen sich nach Liebe – Männer wollen Sex

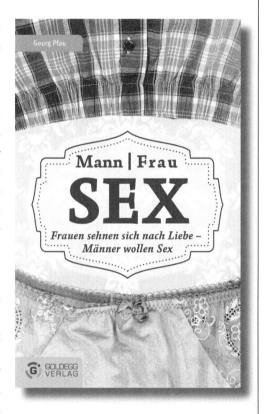

Zwischen Frauen und Männern steht oft mehr als der berühmte „kleine Unterschied".

Zahlreiche Liebesbeziehungen scheitern aufgrund falscher Erwartungen und unrealistischer Hoffnungen. Die „schönste Nebensache" der Welt wird so zum Problem, schafft Ängste und führt zu Frust statt zu erfüllten Lusterlebnissen.

Der bekannte Arzt und Sexualmediziner **Dr. Georg Pfau** spricht aus, was viele nicht zu fragen wagen: Was wollen Männer wirklich? Mit den „7 Punkten einer glücklichen Beziehung" zeigt er, wie wahre Liebe ihre Erfüllung findet.

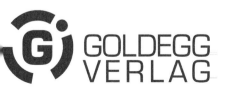

Hardcover ca. 320 Seiten
Format 13,5x21,5cm
ISBN: 978-3-902729-92-7

Preis: 22,00 €

Bestellen Sie unter +43 (0) 1 505 43 76-30 oder per Fax: +43 (0) 1 505 43 76-20 oder unter verlag@goldegg-verlag.com

Birgit Bergfeld

Willkommen auf der Intensivstation
Was Sie nie erleben möchten

Die Realität ist dramatischer als jede Fernseh-Serie!

Blut, schreiende Patienten, verzweifelte Angehörige, Superärzte – so kennt man die Intensivstation aus dem TV.

Die Autorin, eine erfahrene Krankenschwester schildert den brutalen Alltag zwischen Leben und Tod im sensibelsten Spitalsbereich. Mit bitterbösen satirischen Seitenhieben zeigt sie eine Welt, in der das Personal an die Grenzen der emotionalen und körperlichen Belastbarkeit gerät.

Das Buch erzählt hautnah von den oft kaum zu ertragenden Details der medizinischen Versorgung. Sie beschreibt das schreckliche Erwachen im Spital, die Hilflosigkeit, schwerste Verletzungen und wie es dazu kam und führt einen Alltag vor Augen, der ohne tiefen schwarzen Humor nicht zu überwinden ist.

Vergessen Sie TV-Serien, die Wirklichkeit ist viel härter!

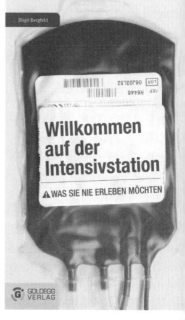

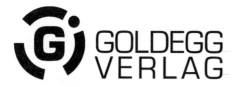

Hardcover ca 350 Seiten
Format 13,5x21,5 cm
ISBN: 978-3-902729-43-9

Preis: 22,00 €

Bestellen Sie unter +43 (0) 1 505 43 76-30 oder per Fax: +43 (0) 1 505 43 76-20 oder unter verlag@goldegg-verlag.com

Maximilian Edelbacher | Georg Herrnstadt

Sie haben das Recht zu schweigen
So werden Lügner überführt

Das war ich nicht!

Laut Studien lügt der Mensch unzählige Male am Tag. Doch wie gehen Profis damit um? Wie gelingt es Polizisten zu erkennen, ob der Verdächtige die Wahrheit sagt?

Eine Einvernahme ist ein Wettstreit, bei dem jeder versucht, dem anderen seine Denkweise und seinen Charakter aufzuzwingen. Die Situation ist nicht ausgeglichen, der Vorgeladene – auch wenn er unschuldig ist – fühlt sich bedroht und weiß nicht, wohin das Gespräch führen wird. Selbst Richter fühlen sich unwohl, wenn sie in Übungssituationen die Position des Täters einnehmen sollen. Und für Schuldige gibt es erst recht einen guten Grund, die Wahrheit zu verschleiern ...

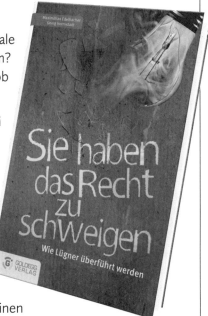

„Das war ich nicht!" – Lüge oder Wahrheit?

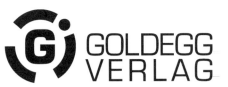

Hardcover ca 350 Seiten
Format 13,5x21,5 cm
ISBN: 978-3-902729-26-2

Preis: 22,00 €

Bestellen Sie unter +43 (0) 1 505 43 76-30 oder per Fax: +43 (0) 1 505 43 76-20 oder unter verlag@goldegg-verlag.com

Max Edelbacher / Christian Felsenreich / Karl Kriechbaum

Der korrupte Mensch

Ein psychologisch-kriminalistischer Blick in menschliche Abgründe

Korruptionsfälle unter Politikern und Beamten lähmen den Staat. Sie vernichten das Vertrauen der Menschen.

Verkommt die Politik zu einem reinen Selbstbedienungsladen? Korrumpiert Macht? Bringen Privilegiennetzwerke Menschen zu Fall oder liegt die Anlage zur Korruption in der Persönlichkeit begründet?

Anhand prominenter Korruptionsfälle zeichnen die Autoren ein spannendes Sittenbild unserer Zeit. Dabei rücken sie psychologische Hintergründe in das Zentrum ihrer Betrachtung. Sie zeigen, wo Korruption beginnt, welche Missstände im Staat ihr Entstehen begünstigen und warum Menschen so anfällig dafür sind.

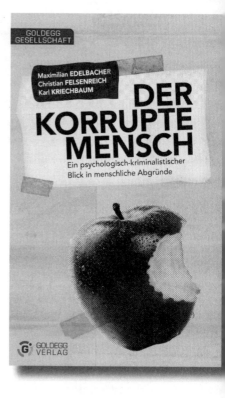

Ein abschließender Ausblick macht klar, was notwendig ist, um Korruption in Zukunft zu unterbinden und wie die graue Weste wieder weiß wird.

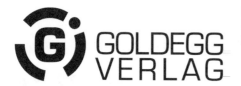

Hardcover 416 Seiten
Format 13,5x21,5cm
ISBN: 978-3-902729-78-1

Preis: 24,⁹⁰ €

Bestellen Sie unter +43 (0) 1 505 43 76-30 oder per Fax: +43 (0) 1 505 43 76-20 oder unter verlag@goldegg-verlag.com

Sven Gábor Jánszky | Stefan A. Jenzowsky

Rulebreaker
Wie Menschen denken, deren Ideen die Welt verändern

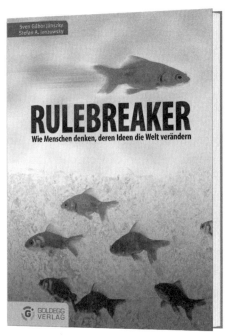

Das neue Werk von Deutschlands Shooting-Star unter den Trendforschern, Sven Gábor Janszky: Haben Sie sich schon einmal gefragt, was jene Menschen, die unsere Welt wirklich verändern, anders machen als Sie?

Die Antwort lautet: Sie denken anders!

Die Autoren erzählen in diesem Buch hochspannende Erfolgsstorys über Persönlichkeiten, die neue Märkte entdeckt, mit ihren Innovationen ganze Branchen an den Rand des Abgrunds gebracht und mit eigenen Händen unsere Welt nachhaltig verändert haben.

So unterschiedlich ihre Geschichten und Charaktere auch sein mögen, Rulebreaker kennen ein Erfolgsgeheimnis: Die Kunst des Regelbruchs!

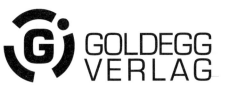

Hardcover 384 Seiten
Format 13,5x21,5 cm
ISBN: 978-3-902729-09-5

Preis: 24,⁹⁰ €

Bestellen Sie unter +43 (0) 1 505 43 76-30 oder per Fax: +43 (0) 1 505 43 76-20 oder unter verlag@goldegg-verlag.com

Silke Britzen

Verbotenes Universum
Die Zeit der Schwarzen Löcher

Wie beobachtet man das Unbeobachtbare?

Schwarze Löcher sind Phänomene, die sich in der Welt der Superlative abspielen: Die größten vorstellbaren Energiemengen, der Anfang des Universums, der endgültig jüngste Tag, die größten Massen, die dichteste Materie.

Bis heute können schwarze Löcher sie nur durch ihre Wirkung auf ihre Umgebung nachgewiesen werden.

Gelingt den Forschern schon in naher Zukunft der entscheidende Durchbruch, um die Spielregeln des Kosmos zu verstehen? Oder bleibt uns der Blick in diesen Bereich des Universums dauerhaft verboten?

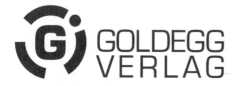

Hardcover 270 Seiten
Format 13,5x21,5 cm
ISBN: 978-3-902729-63-7

Preis: 22,00 €

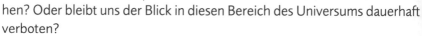

Bestellen Sie unter +43 (0) 1 505 43 76-30 oder per Fax: +43 (0) 1 505 43 76-20 oder unter verlag@goldegg-verlag.com